Cathrine Chalupka-Ho
Wochenbett und Neugeborenenpflege

Cathrine Chalupka-Ho

Wochenbett und Neugeborenenpflege

3., überarbeitete Auflage

facultas

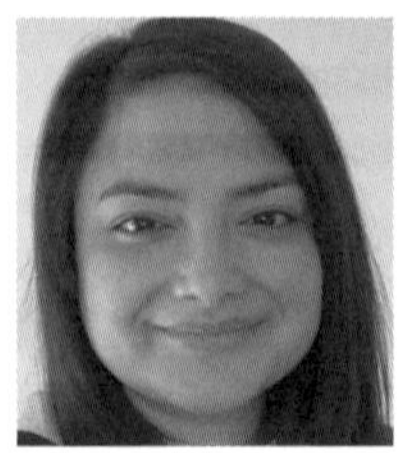

Cathrine Chalupka-Ho, BSc MSc MSc
DGKP (mit Sonderausbildung in der Kinder- und Jugendpflege und Kinderintensivpflege), Vortragende für Gesundheits- und Krankenpflege, akademische Praxismentorin, Pflegeberaterin.

Eine geschlechtergerechte Schreibweise wird in diesem Buch vorwiegend durch die Verwendung der Schreibung mit Stern * realisiert. Ist eine korrekte, alle Endungen berücksichtigende Schreibung auf diese Weise nicht möglich oder erfordert sie Ergänzungen, die den Lesefluss hemmen, so wird – stellvertretend für alle Geschlechter – die weibliche Form gewählt.

Bibliografische Information der Deutschen Nationalbibliothek
Die Deutsche Nationalbibliothek verzeichnet diese Publikation in der Deutschen Nationalbibliografie; detaillierte bibliografische Daten sind im Internet über http://dnb.dnb.de abrufbar.

3. Auflage 2023

facultas Verlag, 1050 Wien, Österreich
Umschlagfoto: © Auseklis, istockphoto.com
Grafiken: Philipp Goldnagl
Lektorat: Laura Hödl
Satz: Wandl Multimedia-Agentur
Druck: finidr
Printed in the EU
ISBN 978-3-7089-2366-6
e-ISBN 978-3-99111-772-8

*Für alle Familien, die an neuen Lebenswegen stehen,
und diejenigen, die durch ihre Worte und ihren Beistand
wesentlichen Einfluss auf die Entstehung dieses Buches hatten.*

Inhaltsverzeichnis

1 Einleitung

Die Betreuung einer Frau in der Wochenbettphase ist eine große Aufgabe, mit der viele Gesundheitsberufe betraut werden. Mutter und Kind teilen seit der Schwangerschaft eine einzigartige Verbindung, die mit keiner anderen vergleichbar ist. Während der Schwangerschaft können Frauen durch Berührung und Kommunikation eine erste Verbindung zu ihren Kindern aufbauen. Auch wenn die Medizintechnik viele intrauterine Einblicke zulässt, so ist das Kind durch den schützenden Bauch der Mutter für sie doch unnahbar. Die Geburt stellt schließlich ein intimes Ereignis dar, das nur Mutter und Kind miteinander teilen. Das Kind erblickt im wahrsten Sinne des Wortes das Licht der Welt und erhält in einer vorerst fremden, teilweise feindlichen Umgebung vertraute Impulse durch den Kontakt mit der Mutter und den involvierten Bezugspersonen. Von da an beschreiten sie gemeinsam einen Weg, der von Anfang an von Hebammen und Pflegepersonen begleitet wird.

Während des Wochenbetts werden Mutter, Kind und involvierte Bezugspersonen mit vielen Umständen konfrontiert, die Angst und Unsicherheiten auslösen können. Hebammen und Pflegepersonen begleiten den Rückbildungsprozess des mütterlichen Körpers in den Zustand vor der Schwangerschaft, unterstützen durch gezielte Interventionen den Heilungsprozess von geburtsinduzierten Wunden und helfen der Wöchnerin, sich selbst zu helfen. Dabei integrieren sie Bezugspersonen, die für die Wöchnerin wichtig sind, ebenso wie alle personenbezogenen kulturellen Aspekte, die dazu beitragen, dass sie sich während des klinischen Aufenthaltes sicher und geborgen fühlt. So kann sie gestärkt auf ihr Neugeborenes zugehen. Besonders die erste Zeit miteinander nach der Geburt ist eine fragile, die mit den richtigen Impulsen gefestigt und auf die aufgebaut werden kann.

Dieses Buch behandelt Themen rund um die Wochenbettphase und zeigt, wie betreuende Gesundheitsberufe auf die Familie (besonders Mutter, Vater und Kind) zugehen können. Auf genderkonforme Formulierungen wurde geachtet.

2 Das Wochenbett

Der Begriff „Wochenbett“ bezeichnete ursprünglich das Bett, in dem sich eine Frau nach der Geburt ausruhte, und umfasst somit eine gewisse Zeitspanne nach der Geburt (vgl. Harder, 2005, S. 2). Das Wochenbett bezeichnet in fast allen Kulturen die Zeitperiode von 6–8 Wochen nach der Plazentageburt einer Frau. Die Weltgesundheitsorganisation (WHO) definiert den Zeitraum der traditionellen Wochenbettperiode mit 6 Wochen. In diesen 6 Wochen finden bei der Frau Rückbildungsprozesse statt, in denen sich die durch die Schwangerschaft und Geburt entstandenen physiologischen Veränderungen wieder in den Status vor der Schwangerschaft zurückbilden (vgl. WHO, 1998, S. 7).

Eingeteilt wird die Wochenbettperiode in 2 Phasen:

- **Frühwochenbett**
  Als Frühwochenbettphase werden die ersten 10 Tage (den Tag der Geburt mit eingerechnet) bezeichnet. In dieser Zeit finden die größten Umstellungen im Leben von Frau, Familie und Kind statt.
- **Spätwochenbett**
  Das Spätwochenbett definiert die Phase nach dem 10. postpartalen Tag bis zum Ende der Wochenbettperiode. Der Körper der Frau kehrt nahezu zu seinem ursprünglichen, prägraviden Zustand zurück (vgl. Harder, 2005, S. 2).

Das Wochenbett wird in der Fachsprache als „Puerperium“ (lat. Kindbett, Niederkunft, Geburt) bezeichnet.

Die Wochenbettphase wird als unsichere Zeit angesehen, in der die Mutter besonders anfällig für nachgeburtliche Komplikationen ist. Daher stehen primär die Erholung, die Neuorientierung und das Einander-Kennenlernen für Frau, Familie und Kind im Zentrum. Die Wochenbettphase definiert den Beginn eines neuen Lebensabschnitts.

Die Rituale und Traditionen der Wochenbettbetreuung variieren in den verschiedenen Kulturkreisen. Es lassen sich allerdings gemeinsame Faktoren finden, die die Praktiken in der Wochenbettphase einigermaßen zusammenfassen. So wird in den meisten Kulturkreisen organisierter Unterstützung, Bräuchen während der Erholungs- und Schonzeit sowie der Ernährung, Hygiene, der Pflege und dem Stillen des Neugeborenen eine wichtige Rolle zugesprochen.

3 Organisierte Unterstützung im Wochenbett

In den meisten Ländern der Welt ist die Unterstützung der Mutter nach der Geburt durch die gesetzlich vorgegebene Bereitstellung von Betreuungspersonen und -einrichtungen für einen bestimmten Zeitraum gesichert. Für die Betreuung der Mutter nach der Geburt sind in den meisten europäischen Ländern ausgebildete Hebammen und Pflegepersonen vorgesehen.

3.1 In Österreich

Nach einer regelrechten, physiologischen Geburt ist in Österreich die Betreuung von Mutter und Kind durch die **Hebamme** gesetzlich festgelegt. Diese Betreuung liegt im eigenverantwortlichen Tätigkeitsbereich der Hebamme, sofern es zu keinen regelwidrigen und gefahrdrohenden Situationen am Wochenbett kommt.

Zu diesen regelwidrigen und gefahrdrohenden Situationen am Wochenbett zählen:

- Frühgeburten
- Empfindlichkeit des Unterleibs, regelwidrig vermehrter Blutabgang, ausbleibender oder übelriechender Wochenfluss
- Wahrnehmung von Missbildungen des Kindes
- Verletzungen des Kindes während der Geburt oder bei Auftreten von bedrohlichen Zuständen des Kindes
- Erkrankungen des Kindes
- übermäßiger Gewichtsverlust des Kindes
- Tod der Wöchnerin oder des Kindes

Solche Fälle indizieren in jedem Fall ärztliche Betreuung, und die Hebamme ist gefordert, nach ärztlicher Anordnung zu handeln (§ 3 Abs. 2 HebG; § 4 Abs. 4 HebG).

Entscheidet sich die Frau für eine Spitalsgeburt, so verbringt sie die ersten Tage der Wochenbettphase im Krankenhaus. Bis zu ihrer Entlassung wird die Mutter entweder von einer Hebamme oder vom stationären Gesundheits- und Krankenpflegepersonal sowie den Ärzt*innen betreut. Bei ambulanten und Hausgeburten betreuen die Hebammen Mutter und Kind zu Hause.

Die Betreuung durch eine Hebamme in der Wochenbettphase ist eine Leistung, die unter bestimmten Konditionen durch die Sozialversicherung gedeckt wird.

Tabelle 1: Leistungen der Hebammenbetreuung im Wochenbett in Österreich (vgl. www.hebammen.at, 2023)

<table>
<tr><th>Konditionen</th><th>Zeitraum</th><th>Leistung</th></tr>
<tr><th colspan="3">1. bis 6. Tag postpartum</th></tr>
<tr><td>allgemein</td><td>Täglich
1 Hausbesuch vom 1. Tag bis zum 5. Tag postpartum</td><td rowspan="2">• Still- und Ernährungsberatung
• Gedeih- und Gewichtskontrollen des Neugeborenen
• Nabelpflege
• Kontrolle der Haut, Beobachtung auf Anzeichen einer Neugeborenengelbsucht
• Durchführung von Prophylaxen
• PKU-Test
• Anleitung bei Säuglingspflege
• Kontrolle der Ausscheidung
• Kontrolle der Rückbildungsprozesse
• Kontrolle von Geburtsverletzungen, Nahtentfernung
• Anleitung zu Rückbildung/Schonung/Stärkung des Beckenbodens
• Anleitung von Bezugspersonen
• Telemedizinischer Beistand
• Telefonische Beratung</td></tr>
<tr><td>nach Kaiserschnitt, Frühgeburt und Mehrlingsgeburt</td><td>Täglich
1 Hausbesuch vom 1. Tag bis zum 6. Tag postpartum</td></tr>
</table>

Konditionen	Zeitraum	Leistung
Ab 6. Tag bis zur 12. Woche postpartum		
allgemein, bei Bedarf	6 bis 7 weitere Hausbesuche bzw. Sprechstunden bis zur 8. Woche	s. o.
nach Kaiserschnitt, Frühgeburt und Mehrlingsgeburt	vom 7. Tag bis zur 12. Woche	

Die Hebamme (mit Kassenvertrag) verrechnet die Leistungen direkt mit der Sozialversicherung. In Österreich gibt es für Frauen auch die Möglichkeit, eine Hebamme nach eigener Wahl (Wahlhebammen) für die Wochenbettphase hinzuzuziehen. Für Wahlhebammen erstattet die Sozialversicherung 80% des für Kassenhebammen vorgegebenen Tarifs. Den Rest der Kosten hat die Familie in Form eines Selbstbehaltes zu tragen. Die Kosten für diese Leistungen unterscheiden sich von Wahlhebamme zu Wahlhebamme.

3.2 In Deutschland

Ähnlich wie in Österreich sind auch in Deutschland **Hebammen und Entbindungspfleger** unter der Voraussetzung eines regelrechten Wochenbettverlaufs der Betreuung der Mutter und des Kindes zugeordnet. Bei auftretenden Regelwidrigkeiten ist die Überweisung an eine Klinik und die Hinzunahme ärztlichen Beistandes indiziert.

Die vorgegebenen Leistungen der Hebammen und Entbindungspfleger während der Wochenbettphase werden für einen bestimmten Zeitraum durch die gesetzlichen Sozialversicherungen übernommen. Zusätzlich besteht in Deutschland die Möglichkeit, Mütterpfleger*innen bzw. Familienlots*innen hinzuzunehmen.

Mütterpfleger*innen bzw. Familienlots*innen sind freiberuflich tätige Personen, die das Betreuungskonzept in Absprache und Koordination mit den betreuenden Hebammen weiterführen, wenn diese aus organisatorischen und zeitlichen Gründen verhindert sind. Sie unterstützen die Familien in der Entwicklung von Strategien zur Alltagsbewältigung, beraten sie zu Themen rund um das Neugeborene und entlasten durch die Übernahme von häuslichen Tätigkeiten sowie durch die Versorgung der im Haushalt bereits vorhandenen Kinder und des Neugeborenen.

In Deutschland hat jede Familie für 6 Tage nach der Geburt das Recht auf Mütterpfleger*innen bzw. Familienlots*innen postpartum. Mit einem ärztlichen oder einem Hebammenattest ist die Betreuung durch Mütterpfleger*innen bzw. Familienlots*innen auch darüber hinaus möglich. Die Kosten für diese Betreuung werden – abhängig von den Sozialversicherungen – entweder teilweise oder komplett übernommen.

3.3 In der Schweiz

In der Schweiz stehen der Frau und dem Neugeborenen während der Wochenbettphase **Hebammen und Pflegefachpersonen** zur Seite. Die Kosten der Wochenbettbetreuung und Stillberatung werden für einen bestimmten Zeitraum von der gesetzlichen Krankenversicherung übernommen. Darüber hinaus können Familien Mütter- bzw. Väterberater*innen kontaktieren, die sowohl Hausbesuche als auch telefonische Unterstützung zu folgenden Themen anbieten:

- Früherkennung von gröberen Auffälligkeiten
- Beratung zu Pflege, Ernährung, Entwicklung und Erziehung der Kinder

- Beratung zur Alltagsbewältigung
- Beratung bei Entwicklungsstörungen

Die Leistungen der Mütter- und Väterberater*innen stehen den Familien bis zum Eintritt des Kindes in den Kindergarten kostenlos zur Verfügung.

Die **Doula** spielt in der Schweiz eine nicht unbedeutende Rolle. Eine Doula ist eine Person, die sich mit der Gefühlswelt der Frau auseinandersetzt und diese während der Zeit der Neuorientierung nach der Geburt begleitet. Doulas tritt man allerdings eher kritisch entgegen, da sie kaum fundiertes medizinisches Wissen über die körperlichen und psychischen Prozesse während der Wochenbettphase besitzen und demnach Komplikationen übersehen könnten.

Der Berufsstand der Doulas kommt aus den USA und ist auch in Deutschland und Österreich vertreten, findet allerdings kaum Anerkennung und ist den meisten Frauen unbekannt.

3.4 Die Familie als organisierte Unterstützung

Die Familie zählt zu den Organisationsstrukturen, die der Mutter am nächsten stehen. Für viele Mütter ist die Familie eine **Ressource des Wohlbefindens** und bietet Rückhalt. Der Familienverband sollte daher ebenfalls miteinbezogen werden. Abhängig davon, welche Rolle die Mutter diesem zuspricht und in welchem kulturellen Kontext sie zu ihm steht, ist der Familienverband wesentlicher Bestandteil einer erfolgreichen Betreuung. Je klarer die Familienstrukturen, die Rollen- und Aufgabenverteilungen in der Familienorganisation definiert sind, umso bedeutsamer wird der Einfluss der Familie in der Wochenbettbetreuung.

Um eine adäquate, auf die mütterlichen Bedürfnisse abgestimmte Betreuung gewährleisten zu können, ist es für das betreuende Team daher unerlässlich, das soziale Umfeld zu erfassen. Dabei unterscheidet sich die Bedeutung der Familie in den westlichen Kulturkreisen von jener in den afrikanischen, arabischen und asiatischen. Zusätzlich zum kulturellen Hintergrund der Familie fließen oftmals auch religiöse Rituale und Traditionen in die Wochenbettbetreuung mit ein. Außerhalb der westlichen Kulturen hat die Familie eine vorwiegend kollektivistische Bedeutung. Jedes Mitglied der Familie wird durch den Familienverband unterstützt und geschützt. Mütter, die Mitglieder solcher Familien sind, werden vorwiegend als Teil des „großen Gesamten" und weniger als Individuen angesehen. Die Bedürfnisse der Familie stehen vor jenen der Mutter. In den westlichen Kulturen hingegen stehen individuelle Interessen, der Aspekt der Unabhängigkeit, die Entscheidungsfreiheit und die Autonomie der Mutter über den Bedürfnissen des Familienverbandes.

Vor diesem Hintergrund wird die Wochenbettbetreuung zu einem Prozess, der nicht nur individuell auf die physischen, psychischen und emotionalen Bedürfnisse eingeht, sondern auch auf soziokulturelle und religiöse Aspekte abgestimmt werden muss (vgl. Lenthe, 2016a, S. 38).

In der Regel sorgen in der Wochenbettphase andere weibliche Familienmitglieder und der Partner oder die Partnerin für die Mutter. Die Betreuung durch Familienmitglieder umfasst Unterstützung im Haushalt durch die Übernahme von häuslichen Tätigkeiten wie Kochen und Wäsche waschen, Betreuung der anderen Kinder, Hilfestellung bei der Körperpflege der Mutter und Unterstützung durch Beratung und Übernahme der Pflege des Neugeborenen (vgl. Dennis et al., 2007, S. 488).

3.5 Innerklinische Wochenbettbetreuung

Im klinischen Setting wird die weitere Betreuung größtenteils durch Pflegepersonal übernommen. Um die Aufgaben im Berufsalltag strukturiert bewältigen zu können, gibt es verschiedene Organisationsansätze (Pflegeprinzipien), die die methodische Gestaltung der Arbeitsabläufe organisieren: funktionell oder patientenorientiert (vgl. Hoehl/Kullick, 2008, S. 34 f.).

Die funktionelle Pflege oder **Funktionspflege** konzentriert sich darauf, der Pflegeperson bestimmte Aufgaben zuzuteilen, beispielsweise die Überprüfung der Vitalzeichen wie Temperatur und Blutdruck. Der Fokus liegt auf der Bewältigung der anstehenden Aufgaben des Pflegealltags und auf den Betriebsabläufen, die individuellen Bedürfnisse der Wöchnerin sind untergeordnet (vgl. Menche, 2014, S. 58).

Beim **patientenorientierten Ansatz** ist die Pflegeperson für die Wöchnerin verantwortlich. Sie übernimmt alle durchzuführenden Tätigkeiten. Oftmals wird das patientenorientierte Pflegesystem auch patientenzentrierte, ganzheitliche und individuelle Pflege genannt.

Der patientenorientierte Ansatz kann in der Berufspraxis drei verschiedene Formen annehmen:

1. **Bereichspflege**
   In der Bereichspflege ist die Pflegeperson für eine bestimmte Patientengruppe verantwortlich. Eine Station wird unabhängig vom Krankheitsbild in Bereiche eingeteilt. Die Pflegepersonen werden in Gruppen eingeteilt, die dann den jeweiligen Bereichen zugeteilt werden und verantwortlich sind.
2. **Bezugspflege**
   Bei der Bezugspflege liegt das Ziel bei der ganzheitlichen, individuellen Betreuung der Patient*innen (vgl. Schewior-Popp et al., 2012, S. 84). Für Bezugspflege ist der Aufbau einer intensiven Arbeitsbeziehung zur Wöchnerin notwendig. Die Bezugspflegeperson plant mit der Wöchnerin und dem familiären Umfeld den Pflegealltag und trägt über die

gesamte Dienstzeit die Verantwortung für sie. In Abwesenheit der Pflegeperson richten sich andere Pflegepersonen nach den Anweisungen der Bezugspflegeperson (vgl. ebd.).

3. **Primary Nursing**

   Primary Nursing oder Primärpflege funktioniert wie die Bezugspflege und basiert auf dem Aufbau der Beziehung einer Bezugspflegeperson zu ihren Wöchnerinnen, für die sie von der Aufnahme bis zur Entlassung zuständig ist. Die Bezugspflegeperson plant die Pflegeabläufe für die Wöchnerin systematisch. Nach diesen Pflegeplänen müssen sich andere Pflegepersonen in ihrer Abwesenheit richten und können sie nur in Notfällen ändern. Damit soll eine kontinuierliche Pflege gewährleistet werden, die sich nicht beliebig je nach Einschätzung der einzelnen Pflegepersonen ändern kann (vgl. Hoehl/Kullick, 2008, S. 36).

Für eine optimale Wochenbettbetreuung hat sich international größtenteils die **Bezugspflege** bewährt (vgl. Church et al., 2017).

3.6 Außerklinische Wochenbettbetreuung

Abhängig vom Ausmaß der geburtlichen und nachgeburtlichen Komplikationen kann die Wöchnerin außerklinisch durch ihre **Wahlhebamme** oder mobiles Pflegepersonal betreut werden. Obwohl das Setting ein anderes ist und eine vertraute Umgebung auf die Betreuungssituation für das Neugeborene und auf das Bezugssystem eine andere Wirkung hat als eine unvertraute, „sterile" Umgebung, bleibt das Betreuungskonzept ähnlich dem der innerklinischen Wochenbettbetreuung.

Reflexionsfragen

- Wie sieht die Wochenbettbetreuung im deutschsprachigen Raum derzeit aus?
- Welche Berufsgruppen sind in die Wochenbettbetreuung involviert?
- Welche Rolle spielt die Familie in der Wochenbettphase?
- Welche Situationen werden als regelwidrig eingestuft?
- Was ist eine Doula?
- Wie sieht der eigenverantwortliche Tätigkeitsbereich der Hebamme aus?

4 Die Wochenbettbetreuung im Kontext der Religionen

Der ICN-Ethikkodex für Pflegende besagt, dass die pflegerische Betreuung von Menschen mit der Achtung der Menschenrechte einschließlich kultureller Rechte, des Rechts auf Leben und Entscheidungsfreiheit, auf Würde und auf respektvolle Behandlung einhergeht, und zwar ungeachtet des Glaubens und der Kultur (ICN-Ethikkodex, 2021).

Der Begriff „Religion" wird weltweit breit diskutiert. In den Geisteswissenschaften steht er in den letzten Jahrzehnten eng im Zusammenhang mit dem Begriff „Kultur" (vgl. Clarke, 2011, S. 210). Das Fortschreiten kultureller und wirtschaftlicher Globalisierung hat verschiedene Auswirkungen auf das religiöse Leben gläubiger Menschen (vgl. Clarke, 2011, S. 152). Diese Auswirkungen werden auch in der Wochenbettbetreuung sichtbar, da das betreuende Personal gefordert ist, im Sinne des Ethikkodex auf die Bedürfnisse der Wöchnerinnen und ihrer Familienverbände einzugehen.

Die Britannica-Enzyklopädie beschreibt fünf große Weltreligionen, anhand derer sich viele Riten und Traditionen im Umgang mit den Wöchnerinnen herleiten lassen. Daher wird im Folgenden kompakt auf einige wichtige Aspekte dieser fünf Weltreligionen in der Wochenbettbetreuung eingegangen.

4.1 Wochenbettbetreuung im Kontext des Christentums

Das Christentum ist eine monotheistische Weltreligion, die aus dem Judentum hervorgegangen ist und von Jesus Christus begründet wurde.

Nach den Beschreibungen der Bibel, der heiligen Schrift des Christentums, bilden die Lehren und das Wirken Christi das Fundament des christlichen Verhaltenskodex, der größtenteils auch das Vorbild für andere ethische und moralische Verhaltenskodizes der westlichen Welt darstellt. In den Jahrhunderten nach der Begründung dieser Religion kam es zu mehrfachen Spaltungen des Christentums und zur Entwicklung verschiedener Glaubensrichtungen (Konfessionen) und Sekten innerhalb dieser Glaubensrichtungen. Im Großen und Ganzen können allerdings drei Urkonfessionen definiert werden:

- römisch-katholische Konfession
- protestantische oder evangelische Konfession
- orthodoxe Konfession

Alle Konfessionen unterscheiden sich mehr oder weniger in den Glaubensansätzen, der Interpretation der Heiligen Schrift und den religiösen und institutionellen Praktiken voneinander. Allgemein kann man jedoch sagen, dass es im Christentum keine Spezifika gibt, die den Umgang mit Wöchnerinnen festlegen. Die Interventionen in der Wochenbettbetreuung werden ganz abhängig davon, welche Glaubensrichtung die Mutter vertritt und wie sehr sie diese auslebt, abgestimmt.

Gebet

Eines der wichtigsten Instrumente in der Glaubensausübung der Christ*innen stellt das Gebet dar. Bei der Betreuung der Wöchnerinnen sollte seitens der Pflege bei Bedarf die zeitliche und räumliche Gelegenheit für Gebete eingeräumt werden. Viele Kliniken stellen hierfür Rückzugsmöglichkeiten wie Gebetsräume oder sogar Kapellen zur Verfügung, wo religiöse Praktiken, wie beispielsweise die Feier des Wortgottesdienstes, zelebriert werden können.

Fasten und Feiertage

Folgende große Feste werden im Christentum gefeiert:

Tabelle 2: Große christliche Festtage

Römisch-katholische Konfession	Protestantische oder evangelische Konfession	Orthodoxe Konfession
Weihnachten	Weihnachten	Weihnachten
Fastenzeit und Ostern	Karfreitag	Fastenzeit und Ostern
Christi Himmelfahrt	Ostern	Christi Himmelfahrt
	Pfingsten	Pfingsten
	Reformationstag (31. Oktober)	

An christlichen Festtagen könnte es seitens der Wöchnerin zur Ausübung spezieller religiöser Praktiken (z. B. die Teilnahme an speziellen Wortgottesdiensten) sowie zur Einhaltung bestimmter Speisevorschriften kommen. In den sogenannten Fastenzeiten verzichten viele Christ*innen auf den Konsum von Fleisch, Süßigkeiten, mitunter auch Fisch und Milchprodukten (vgl. Lenthe, 2016b, S. 44–46). Der **Sonntag** gilt als wöchentlicher Feiertag im Christentum.

Die Bedeutung der Familie und der Liebe

Die Familie als Verband hat in der christlichen Kindererziehung einen großen Stellenwert, da sie nach christlichem Glauben die optimale Umgebung für ein adäquates, den Glaubensinhalten entsprechendes Aufwachsen gewährleistet. Das Vorbild für das Familienleben bildet die Institution Kirche. Sie gibt Richtlinien für ein harmonisches Leben vor, bei deren

Einhaltung die Grundlage für ein einträchtiges Miteinander innerhalb der Familie gesichert wird. Nach den christlichen Glaubensinhalten basiert diese familiäre Harmonie auf Liebe.

Die **Liebe** begründet im Christentum jegliche Handlungen, die zugunsten eines Individuums durchgeführt werden, weswegen sie das höchste Gut in der Kindererziehung darstellt. Die Anwendung dieses höchsten Gutes wird bereits im Umgang mit dem Neugeborenen sichtbar.

4.2 Wochenbettbetreuung im Kontext des Islam

Der Islam gilt als die jüngste der fünf Weltreligionen. Allah ist der alleinige Gott, und der größte Prophet ist Mohammed, der die wichtigsten Lehren für das irdische Leben vorgibt. Die heilige Schrift des Islam ist der Koran, der die Hauptquelle für die religiöse und ethische Lebensführung darstellt. Weitere wichtige Schriften, welche die Gesetzmäßigkeiten der Lebensführung vorgeben, sind die Überlieferungen der Sprüche des Propheten Mohammed in den sogenannten Hadithen.

Der gesamte Glaubensinhalt baut auf fünf Grundprinzipien auf, die „die **Fünf Säulen des Islam**" genannt werden:

1. Glaubensbekenntnis (Schahāda)
2. Ritualgebet (Salāt)
3. Fasten (Saum)
4. Armensteuer (Zakāt)
5. Pilgerfahrt nach Mekka (Haddsch)

Ritualgebet

Das Ritualgebet wird fünfmal täglich ausgeführt, unmittelbar vor Sonnenaufgang (Morgengebet), zu Mittag (Mittagsgebet), am Nachmittag (Nachmittagsgebet), nach Sonnenuntergang (Abendgebet) und 90 Minuten nach Sonnenuntergang bis kurz vor dem Morgengebet (Nachtgebet). Die Gebetszeiten werden in muslimischen Ländern durch eine Person (Muezzin) mit einem speziellen Gebetsruf verkündet. In nicht-muslimischen Ländern behelfen sich Muslime und Muslimas zur Bestimmung der Gebetszeiten mit Weckern, Armbanduhren oder Computerprogrammen. Muslime und Muslimas können ihre Gebete ortsunabhängig verrichten. Sie ziehen vor dem Gebet ihre Schuhe aus und wenden beim Gebet den Körper nach Mekka, dem Zentrum des Islam. Werden die Gebete außerhalb von Moscheen verrichtet, so rollen sie vorab einen Gebetsteppich aus; wenn es keinen gibt, ist es ihnen gestattet, ausgebreitete Zeitungen als Ersatz zu verwenden. Obwohl Muslime und Muslimas alleine beten können, bevorzugen sie es oft, das Gebet in Gemeinschaft mit anderen Muslimen und Muslimas zu verrichten. Dabei beten Frauen und Männer getrennt voneinander.

Die Subhah (oder Tasbih) sind Gebetskugeln, die bei Andachtsgebeten verwendet werden.

Ernährungsvorschriften, Fasten und Feiertage

Im Islam werden bestimmte Ernährungsvorschriften eingehalten, die in der 2. Sure des Koran ausformuliert sind. Muslimen und Muslimas ist es erlaubt, rituell geschlachtetes Fleisch zu sich zu nehmen. Grundsätzlich ist ihnen untersagt, Fleisch und Fisch zu essen, welches entweder von anderen Tieren getötet, eines natürlichen Todes gestorben oder erschlagen wurde. Schweinefleisch gilt prinzipiell als „unrein" und ist ebenso verboten. Es ist Muslimen und Muslimas allerdings erlaubt, verbotene Speisen zu sich zu nehmen, wenn rituell geschlachtetes Fleisch nicht erhältlich ist.

Der **Ramadan** beschreibt den Fastenmonat des Islam, richtet sich nach dem 9. Monat des islamischen Kalenders, welcher sich wiederum nach dem Mond richtet, und findet daher jedes Jahr in einer anderen Zeitperiode statt. Das Fasten beginnt bei Sonnenaufgang und endet bei Sonnenuntergang. Während des Fastens wird strikte Nahrungs- und Flüssigkeitskarenz eingehalten. Rauchen und Geschlechtsverkehr sind ebenfalls untersagt. Sobald die Sonne untergegangen ist, endet der Fastentag und die Karenzen sind aufgehoben. Vom Fasten ausgenommen sind schwangere Frauen sowie alte und kranke Menschen.

Es gibt zwei wichtige Feste, die von Muslimas und Muslimen gefeiert werden: Īd al-fitr, das Fest des Fastenbrechens, wird am Ende des Ramadan gefeiert. Īd ul-Adha ist das islamische Opferfest und wird 70 Tage nach Ramadan gefeiert. Der **Freitag** gilt als wöchentlicher Feiertag.

Kleidervorschriften

Der Koran gibt vor, dass sich Frauen und Männer so bedecken sollen, dass ihre körperliche Gestalt nicht erkennbar ist, um einander nicht abzulenken und sich selbst voreinander zu schützen. Das Tragen von Kopftüchern wird im Koran nicht vorgeschrieben, allerdings wird in Sure 7 über eine „Bedeckung" geschrieben, die sich nach Interpretation vieler muslimischer Gelehrten auf die Bedeckung der Geschlechtsteile bezieht. So wird häufig das Kopfhaar der Frauen als Geschlechtsmerkmal angesehen, was das Tragen von Kopftüchern aus Schutz vor Misshandlung indiziert. Zudem ist es sowohl Frauen als auch Männern untersagt, Kleidungsstücke zu tragen, die die Körperform unterstreichen.

Hygiene und Ausscheidungen

Pflege und Reinheit spielen im Islam nicht nur eine hygienische Rolle, sondern sind oft Teil ritueller Handlungen. Es gibt im Islam drei rituelle Formen der Waschung:

- **die rituelle Benetzung**
  Bei der rituellen Benetzung wird der Körper durch die nasse Hand mit Wasser benetzt und Körperstellen, die im Rahmen der Körperpflege nicht mitgereinigt werden dürfen (z. B. Körperstellen mit Wundverbänden), werden ausgelassen.
- **die rituelle Gebetswaschung**
  Die rituelle Gebetswaschung erfolgt mit reinem Wasser und beginnt damit, dass Hände und Handgelenke dreimal gewaschen werden. Anschließend wird der Mund dreimal ausgespült. Die Nase wird dreimal durch das Inhalieren und Ausblasen von Wasser gereinigt. Danach wird das Gesicht dreimal, der rechte und danach der linke Unterarm von Ellbogen bis Handgelenk dreimal gewaschen. Weiters wird mit nassen Händen über das Kopfhaar gestrichen. Die Ohren werden befeuchtet und abschließend der rechte und linke Fuß je dreimal gewaschen.
- **die rituelle Ganzwaschung**
  Die rituelle Ganzkörperwaschung wird nach der Menstruation, am Ende der Lochien (Wochenfluss) und nach jedem Geschlechtsverkehr durchgeführt, indem mit beiden Händen der Intimbereich gewaschen und danach die rituelle Gebetswaschung durchgeführt wird. Die Kopfhaut wird mit nassen geöffneten Fingern über die Kopfhaare benetzt. Zum Abschluss der rituellen Ganzwaschung gießen sich die Muslimas und Muslime dreimal Wasser über den Kopf und den gesamten Körper. Sie begießen zuerst die rechte Körperhälfte und danach die linke. Dabei ist wichtig, dass keine Körperstelle trocken bleibt (vgl. Lenthe, 2016b, S. 51).

Darüber hinaus sehen die Hygienevorschriften das Rasieren der Schambehaarung, das Schneiden der Nägel und das Entfernen der Haare unter den Achselhöhlen als fixen Bestandteil der Körperpflege vor. Während der Körperpflege sollten die Körperstellen nur kurz unbedeckt sein. Brauchen Muslimas Unterstützung mit der Körperpflege, so soll dies entweder durch eine ihrer gleichgeschlechtlichen Angehörigen oder von gleichgeschlechtlichen Pflegepersonen angeboten werden.

Jegliche Art von Ausscheidungen (Blut, Eiter, Urin, Stuhl, Speichel und Erbrochenes) wird als unrein betrachtet. Die Intimpflege soll nach jedem Harn- und Stuhlgang nicht nur mit Toilettenpapier, sondern auch mit fließendem Wasser (Bereitstellung einer Kanne) durchgeführt werden. Dabei wird der Intimbereich mit der linken Hand gereinigt, weswegen diese auch als unrein gilt.

Stellung der Frau

Ebenso wie Männer werden Frauen im Islam als Menschen und „Kinder Adams" bezeichnet, die Ehre und Würde besitzen. Prinzipiell sind im Islam Frauen und Männer vor Allah gleichgestellt, wobei sich die Pflichten und Rechte der Frauen von jenen der Männer unterscheiden; hergeleitet wird dies oft mit der unterschiedlichen physiologischen Beschaffenheit des Körpers von Frau und Mann.

Männer werden dazu angehalten, für ihre Familien zu sorgen, und sind somit auch dazu verpflichtet, für ihre Frauen zu sorgen und sie mit Respekt und Ehrerbietung zu behandeln. Dieser Respekt und diese Ehrerbietung soll nicht nur Muslimas, sondern auch Nichtmuslimas zuteil werden.

Frauen sind im Islam für die Erziehung der Kinder zuständig und werden dazu angehalten, sich weiterzubilden, um eine adäquate Kindererziehung zu gewährleisten. Sie werden sehr hoch angesehen, wie eine bekannte Hadith (Ausspruch des Propheten Mohammed) beschreibt:

„Ein Mann kam zum Propheten und sagte: ‚Oh Allahs Gesandter! Wer hat das meiste Anrecht auf gute Behandlung meinerseits?' Er antwortete: ‚Deine Mutter'. Jener fragte: ‚Wer danach?' Er antwortete: ‚Deine Mutter'.

Jener fragte: ‚Wer danach?' Er antwortete: ‚Deine Mutter!' Jener fragte: ‚Wer danach?' Er antwortete: ‚Dein Vater'."
(Hadith: Sahîh Bukhârî 5971; Sahîh Muslim 7/2)

Die Hadith beschreibt, dass Mütter Anspruch auf das Dreifache der guten Behandlung durch ihre Männer und Kinder haben.

Begründet wird die **hohe Stellung der Mütter** in den Hadithen durch die Beschwerden der Schwangerschaft und die Strapazen der Geburt, die Mütter durchlaufen.

Geburt im Islam

Kinder bedeuten im Islam die Fortführung des Glaubens in der kommenden Generation und werden daher unabhängig vom Geschlecht als Geschenke Gottes angesehen. Unmittelbar nach der Geburt soll das Kind gewaschen werden, um es von unreinen Körperflüssigkeiten zu befreien. Anschließend wird ihm der Name Gottes von den Eltern durch den Gebetsruf und die Schahāda ins Ohr geflüstert.

Oft wird den Neugeborenen Honig um die Lippen gestrichen. Das hat einen figurativen Wert, was bedeutet, dass es zu einem „süßen" (freundlichen) Mensch heranwachsen soll. Sieben Tage nach der Geburt wird dem Kind der Kopf kahlrasiert und das Gewicht des Haares wird den Bedürftigen in Almosen gespendet. Die Namensgebung obliegt der Familie.

Obwohl der Koran die Beschneidung der männlichen muslimischen Kinder nicht explizit vorgibt, werden diese oft im Kleinkindalter beschnitten.

Der Koran empfiehlt, dass die Kinder bis zum Ende des 2. Lebensjahres gestillt werden sollen (Sure 31:14). Beim Stillen wird mit der rechten Brust begonnen, da sie als die reine Brust gilt. Nach muslimischer Tradition gilt die Vormilch (Kolostrum) als unrein, weswegen Muslimas diese möglicherweise ausstreichen und verwerfen. Während des Stillvorganges sind üblicherweise keine Muslime anwesend. Es soll auch darauf geachtet werden, dass während des Stillens keine anderen männlichen Personen im Raum sind.

Ebenso wie im Christentum spielt im Islam der liebevolle Umgang mit Kindern eine große Rolle in der Erziehung. Da das Familienleben meist **kollektiven Charakter** hat, werden Mütter und ihre Kinder in der Wochenbettphase oft vom gesamten Familienverband besucht und umsorgt, was unter Umständen regen Personenverkehr im stationären Setting zu Folge hat.

Die Ausübung des Islam ist abhängig vom kulturellen Hintergrund der Familie, den dadurch überlieferten Traditionen (der Kultur) und der Interpretation der heiligen Texte im Kontext der Kultur. Dies führt zu einer unterschiedlichen Gewichtung in der Ausübung der oben beschriebenen religiösen Traditionen. Außerdem sind Muslimas und Muslime von sämtlichen religiösen Praktiken ausgenommen, sobald gesundheitliche Bedenken bestehen.

4.3 Wochenbettbetreuung im Kontext des Hinduismus

Der Hinduismus ist eine Religion, die eine Vielzahl von Gottheiten verehrt. Die Glaubensanhänger werden Hindus genannt und glauben an den **Kreislauf der Wiedergeburt der Seele**, aus dem sie auf drei Arten austreten können. Diese werden Heilswege genannt und umfassen den Weg des Handelns, den Weg der Gottesliebe und den Weg der Erkenntnis.

Das im Hinduismus bestehende **Kastensystem** (Varna) ist der Ausdruck des sogenannten Dharmagebots, das eine Voraussetzung für das soziale Wohlergehen und eine gute persönliche Entwicklung darstellt. Von der Erfüllung des Dharmas ist das Karma abhängig, welches die Gültigkeit des Ursache-Wirkungs-Prinzips darstellt. Hindus glauben, dass die Resultate des Vorlebens die Wiedergeburt in die Kasten bestimmen. Es existieren vier Hauptkasten (Brahmanen, Ksatriyas, Vaisyas, Sudras), in die Hindus hineingeboren werden können, und jede Kaste bestimmt das sozioökologische Setting, in dem die Seele wiedergeboren wird (vgl. Lenthe, 2016b, S. 57).

Neben den drei wichtigsten Strömungen Vishnuismus, Shivaismus und Shaktismus existieren zahlreiche andere Glaubensrichtungen und Kultgemeinschaften.

Ritualgebet

Unzählige Rituale und Tempelfeste werden im Hinduismus gefeiert, die je nach Richtung stark variieren. Daher gibt es im Hinduismus keine einheitlichen Riten. Die Glaubensausübung der Hindus ist durch rituelle Reinigungen sowie Morgen- und Abendrituale geprägt.

Samsakra sind hinduistische Sakramente, die Übergänge in entscheidende Lebensphasen markieren. Das **Ritual der Namensgebung** stellt eines der wichtigsten Sakramente dar, genauso wie die umfangreichen Totenriten, mit denen der Übergang in das jenseitige Leben gesichert werden soll. Auch die Eheschließungen folgen bestimmten Ritualen.

Yoga ist die Meditationstechnik, in der mit bestimmten Körperhaltungen versucht wird, eine Verbindung mit höchsten Wesen zu erlangen. Viele Glaubensrichtungen im Hinduismus gehen auch mit bestimmten Yoga-Richtungen einher. Gemeinsam mit dem Ausleben des Dharmas soll Yoga die Hindus beim Heraustreten aus dem Kreislauf der Wiedergeburt unterstützen (vgl. Hutter, 2016, S. 133).

Ernährungsvorschriften, Fasten und Feiertage

Die Kaste, in die Hindus hineingeboren werden, sowie Alter und Geschlecht bestimmen traditionelle Speisevorschriften. Diese Vorschriften unterscheiden reine und unreine Nahrungsmittel. Viele Hindus ernähren sich vorwiegend vegetarisch, weil Fleisch als unrein angesehen wird und es die Vorstellung gibt, dass man auch als Tier wiedergeboren werden kann. Hindus, die Fleisch essen, achten allerdings darauf, dass sie kein Rindfleisch oder daraus hergestellte Produkte zu sich nehmen, da das Rind bzw. die Kuh als heiliges Tier gilt. **Freitag** und **Dienstag** stellen allgemein hinduistische Feiertage dar, an denen kein Fleisch verzehrt wird (vgl. Lenthe, 2016b, S. 58).

Es gibt im Hinduismus keine vorgeschriebenen Fastenzeiten oder -rituale. Fasten hat im Hinduismus das Ziel, die Seele zu reinigen und Buße zu tun. Viele Hindus fasten auch, um bestimmte Gottheiten zu ehren, um ihnen nahe zu sein und ihren Segen zu erbitten.

Hygiene und Kleidervorschriften

Rituelle Waschungen vor den Morgen- und Abendgebeten sowie vor dem Essen sind für Hindus alltäglich. Das Händewaschen vor dem Essen hat zudem einen praktischen Grund: Hindus essen mit der (rechten) Hand oder verwenden als Besteck Fladenbrote, die wiederum mit der Hand angefasst werden. Die linke Hand wird als unrein angesehen.

Es gibt im Hinduismus keine bestimmten Kleidervorschriften. Genauso wie die Speisevorschriften richten sich die Kleidervorschriften nach der regionalen Herkunft der Glaubensanhänger*innen. Prinzipiell gilt, dass Hindus keine aufreizende Kleidung tragen sollen. In vielen Regionen gilt das Verhüllungsgebot, bei dem verheiratete Frauen angehalten sind, ihre Haare nicht offen zu tragen. Bei vielen religiösen Praktiken tragen Frauen

Saris, lange Tücher, die um den Körper gewickelt werden, und Männer Dhoti (ein Lendentuch) (vgl. Lenthe, 2016b, S. 59).

Stellung der Frau

Eine Frau hat im Hinduismus die Aufgabe, nach den Anweisungen des Gatten zu leben. Nach dem Gesetzbuch des Manusmitri (kurz Manu) wird die Frau als Besitz beschrieben, der den männlichen Familienmitgliedern unterstellt ist und weitergereicht werden kann.

„Als junges Mädchen gehört die Frau ihrem Vater, als Verheiratete ihrem Ehemann und als Witwe ihren Söhnen und Verwandten, denn eine Frau darf niemals unabhängig sein" (vgl. Rainer-Trawöger, 2016).

Folgendes Verhalten muss laut Manusmitri von der Frau angestrebt werden:

- nicht zu sitzen, wenn der Mann steht
- erst dann zu essen, wenn der Mann gegessen hat
- nicht zu schlafen, bevor der Mann nicht schläft
- morgens vor dem Mann aufzustehen
- keine Rache auszuüben, wenn sie von ihrem Mann mit Verachtung gestraft wird
- Geduld zu zeigen, wenn der Mann die Frau schlecht behandelt (vgl. Manu/Bühler, 1993; http://www.asiatische-frauen.com/frauen-im-hinduismus-gesetzbuch-des-manu.html, 25. 11. 2017)

In der Rolle als Mutter ist das wichtigste Ziel der Frau, Söhne zu gebären. Töchter werden in vielen Familien als Belastung angesehen, da ihre Verheiratung die Abgabe einer Mitgift mit sich bringt.

Im Vergleich zum westlichen Rollenverständnis der Frau sind diese Verhaltensregeln alles andere als zeitgemäß, doch besonders in den ländlichen Bereichen Indiens sind diese religiösen Regeln noch fester Bestandteil der Kultur und Gesellschaft, gegen die diverse Frauenbewegungen seit Jahrzehnten ankämpfen. Wie auch im Islam ist die Ausübung des Hinduismus abhängig vom kulturellen und religiösen Familienhintergrund. Die moderne hinduistische Frau ist in die Gesellschaft integriert und genießt nahezu das gleiche Ansehen wie ein Mann.

Geburt im Hinduismus

Die Geburt stellt den Eintritt in den Strom des Lebens und der Wiedergeburten dar. Ist das Kind geboren, legt der Vater seine Hand auf den Kopf des Neugeborenen und spricht Gebete, in denen er um ein langes Leben, Weisheit und Schutz bittet. Danach folgt die Waschung der Mutter und des Kindes, um sie körperlich und geistig von den Geburtsanstrengungen zu reinigen.

Die geistige Reinigung übernimmt ein hinduistischer Priester, der Gebetsformeln (Mantras) rezitiert. Abschließend spricht er seinen Segen für Mutter und Kind aus.

In einem weiteren Geburtsritual schreiben die Hindus die heilige Silbe „Om" mit Honig, geklärter Butter und geronnener Milch auf die Zunge. Dies soll das Kind vor Unheil bewahren.

Nach der Geburt flüstern Mutter und Vater dem Neugeborenen einen heiligen Namen ins Ohr, den niemand außer ihnen kennt, und 10–12 Tage nach der Geburt den Alltagsnamen. Dieser Name gilt als „Schutzname" für den heiligen Namen (vgl. Gellman/Hartman, 2016, S. 169).

Müttern ist es für eine bestimmte Zeit in der Wochenbettperiode untersagt, das Haus zu verlassen und die Küche zu betreten, weil man glaubt, dass die Gase (Heiz- und Kochgase) einen schlechten Einfluss auf die Milchproduktion haben könnten (vgl. Choudhry, 1997, S. 533). Die Stillgewohnheiten werden in jeder Familie durch die Familienmitglieder beeinflusst (vgl. Laroia/Sharma, 2006, S. 94). Das Verfüttern der Vormilch (Kolostrum) wird von vielen Familien abgelehnt, da aufgrund von religiösen Überlieferungen angenommen wird, dass sie „veraltet" und für das Neugeborene schwer verdaulich ist. Daher warten viele Hindu-Mütter, bis mit dem Milcheinschuss reife Frauenmilch zur Verfügung steht, und verwerfen bis dahin die Vormilch (vgl. McKenna/Shankar, 2009).

4.4 Wochenbettbetreuung im Kontext des Buddhismus

Der Buddhismus ist eine monastische Religion, die keine namentlichen Gottheiten überliefert hat. Die Glaubensinhalte orientieren sich an Lehren und Leben von Gautama Siddhartha, der besser unter dem Namen Buddha bekannt ist. Die zentrale Aussage des Buddhismus ist, dass das Leben aus Leid besteht, aus dem der Mensch durch bestimmte Lebensweisen erlöst werden kann. Ziel des buddhistischen Lebens ist die Erlangung des Nirvana (Erleuchtung), das durch rechtschaffenes Leben, Ablegen von negativen Lebensweisen und die Beendigung des Leids zu erreichen ist. Diese Lebensweisen sind im sogenannten **Achtfachen Pfad** enthalten, der im Pali-Kanon, der heiligen Schrift des Buddhismus, beschrieben ist:

1. rechte Erkenntnis
2. rechte Gesinnung
3. rechte Rede
4. rechtes Handeln
5. rechter Lebenswandel
6. rechtes Streben
7. rechte Achtsamkeit
8. rechte Sammlung (Konzentration)

Im Buddhismus existieren drei große Glaubensströmungen:

- Therevada-Buddhismus, der den Buddhismus so auszuleben versucht, wie es die Lehren von Buddha vorgeben;
- Mahayana-Buddhismus, der seine Berufung darin sieht, andere Menschen zum Nirvana zu führen, bevor das Selbst zum Nirvana findet;
- Vajrayana-Buddhismus, der oft als Weiterentwicklung des Mahayana-Buddhismus angesehen wird und durch körperliche und geistige Übungen den Weg zur Erleuchtung vermittelt.

(vgl. Lenthe, 2016b, S. 63)

Ritualgebet

Die **Meditation** ist das Instrument der Glaubensausübung. Sie ist mit der Gebetspraxis anderer Religionen vergleichbar. Es gibt aktive und passive Formen der Meditation. Ihr Ziel ist die Sammlung des Geistes, die Schärfung der eigenen Wahrnehmung und das Kultivieren verschiedener Charakterzüge, die dabei helfen sollen, sich vom leidvollen Leben loszulösen und das Nirvana zu erreichen.

Ernährungsvorschriften, Fasten und Feiertage

Viele Buddhist*innen ernähren sich **vegetarisch** und vermeiden alle Lebensmittel, bei denen Lebewesen zu Schaden gekommen sein könnten. So könnten neben Fleischprodukten auch Eierprodukte abgelehnt werden, da Eier als Grundlage für die Entstehung von Leben angesehen werden.

Im Buddhismus gibt es keine einheitlichen Fastenzeiten. Oft werden Fastenzeiten eingehalten, um tiefere Meditation zu erreichen oder den eigenen Körper zu reinigen. Dabei werden entweder gezielt kleinere

Mahlzeiten eingenommen oder es wird zur Gänze Nahrungskarenz eingehalten.

Vesakh ist jener Feiertag, der von allen buddhistischen Glaubensanhänger*innen gefeiert wird. Vesakh wird auch der Tag des Buddha genannt und feiert die Geburt, die Erleuchtung und den Tod Buddhas. Andere Feiertage variieren je nachdem, welche Glaubensrichtung ausgelebt wird.

Hygiene

Für buddhistische Laien existieren keinerlei Kleidungsvorschriften, für die Meditation wird in der Regel auf Kleidung geachtet, die während der Meditation nicht stört. Die Lehren Buddhas ermutigen die Gläubigen zu einer bescheidenen und tugendhaften Lebensführung, was in Bezug auf Körperpflege bedeuten kann, dass gleichgeschlechtliche Betreuung gewünscht wird. Bei der Körperpflege wird fließendes Wasser (Dusche) im Gegensatz zu stehendem Wasser (Bad) bevorzugt.

Stellung der Frau

Frauen und Männer sind im Buddhismus gleichgestellt. Beide sind für die Erziehung der Nachkommen verantwortlich. Ziel der Erziehung ist, dass die Nachkommen zu achtsamen, glücklichen Menschen werden.

Geburt im Buddhismus

Die Lehren Buddhas beschreiben die Geburt als Teil des leidvollen Lebens. Es gibt einige Rituale, die nach der Geburt praktiziert werden können. Die Namensgebung erfolgt oft durch einen Mönch.

4.5 Wochenbettbetreuung im Kontext des Judentums

Das Judentum ist vergleichsweise die Religion mit der kleinsten Zahl an Anhänger*innen weltweit. Mittelpunkt des jüdischen Glaubens ist das Bekenntnis zum allmächtigen Gott Israels. Die Heilige Schrift ist der Tanach (hebräische Bibel), der aus drei Teilen besteht: Torah (fünf Bücher des Propheten Moses), Nevi'im (Bücher der Propheten) und Ketuvim (Schriften). Der Tanach schildert sämtliche durch Gott übermittelten Gebote und Verbote, die es für jüdische Gläubige so gut es geht in das Alltagsleben zu integrieren und auszuleben gilt. Zusätzlich ist der Talmud eine Sammlung von Kommentaren und Lehren, der die im Tanach geschilderten Gebote und Verbote erklärt. Die Halacha bildet den jüdischen Gesetzeskodex, die Gebote und Verbote zur Lebensführung beinhaltet.

Neben unzähligen kleinen Glaubensrichtungen sind die drei wichtigsten das orthodoxe, das konservative und das Reformjudentum. Das orthodoxe Judentum ist sehr sorgfältig und streng bei der Ausübung und Einhaltung der Gebote und Verbote. Demgegenüber ist das konservative Judentum zwar darauf bedacht, die alten Traditionen auszuleben, die Religion selbst wird aber nicht zum ausschließlichen Lebensinhalt gemacht. Von den drei genannten Formen ist das Reformjudentum die dem weltlichen Leben gegenüber offenste Richtung, da es versucht, die orthodoxen Gesetze an die modernen Lebensverhältnisse anzupassen. Traditionelle Rituale werden dabei als Inspiration, nicht aber als verbindlich betrachtet (vgl. Lenthe, 2016b, S. 67).

Gebet

Es gibt täglich **drei Gebete** und **zwei Gebetszeiten**, die üblicherweise eingehalten werden: Shahari (Morgengebet) sowie Minha und Ma'mariv, das Mittags- und Abendgebet, das zusammengelegt wird. Es muss nicht in der Synagoge, sondern kann überall dort gebetet werden, wo nach jüdischem Glauben mindestens zehn Männer oder Frauen zum Gebet zusammenkommen. Männer tragen zu den Gebetszeiten die Kippa, die jüdische Kopfbedeckung, den Tallit, den Gebetsumhang, und die Tefilin, den Gebetsriemen. Beim Beten richten die Jüd*innen ihren Kopf in die Richtung Jerusalems bzw. wird er in die Richtung gewendet, in der sich die Torah befindet.

Ernährungsvorschriften, Fasten und Feiertage

Der **Samstag** ist der wöchentliche Feiertag und wird Sabbat genannt. Er ist der Ruhetag der Jüd*innen, den so gut wie möglich einzuhalten sie bemüht sind. Unter anderem ist es Jüd*innen am Sabbat untersagt, Feuer anzuzünden (2 Mo 35:3). Elektrizität gilt im Judentum auch als Feuerquelle, was bedeutet, dass Lichtquellen in den Räumen nicht von eigener Hand eingeschaltet werden. Auch das Betätigen von elektrischen Geräten soll vermieden werden, sofern das Betreiben dieser Gerätschaften nicht der Aufrechterhaltung des Lebens dient und im Rahmen lebensrettender Maßnahmen notwendig ist.

Weitere wichtige Feiertage des Judentums sind Rosch Haschna (Erinnerung an den Bund zwischen Gott und Israel), Jom Kippur (Versöhnungstag), Pessach (Auszug der Israeliten aus Ägypten), Schawuot (Offenbarung am Berg Sinai und Verkündigung der Zehn Gebote), Sukkot (Gedenkfest der 40 Jahre Wanderung durch die Wüste), Chanukka (Wiedereinweihung des zweiten jüdischen Tempels in Jerusalem) und Purim (Errettung der Juden in Persien). An Feiertagen werden nicht nur die traditionellen drei Gebete eingehalten, sondern mehrere Gebete gesprochen.

Essensvorschriften

Es gibt etliche Speisen, die nach jüdischem Verbot nicht gegessen werden dürfen. Im Judentum definieren die Essensvorschriften koschere (erlaubte), treife (nicht erlaubte) und parve (neutrale) Lebensmittel, die in basari (fleischige) und chalawi (milchige) unterschieden werden. Je nachdem, welcher Glaubensrichtung eine Jüdin oder ein Jude angehört, werden die Essensvorschriften streng oder weniger streng eingehalten. Prinzipiell ist es verboten, Blut zu sich zu nehmen, da Blut im biblischen Kontext als Sitz der Seele angesehen wird. Um sicherzugehen, dass erlaubte Speisen auch rituell korrekt zubereitet werden, gibt es außerdem spezielle Vorschriften für den Herstellungsprozess.

Die folgende Tabelle schildert in einem kurzen Überblick die wichtigsten Informationen zu den jüdischen Essensvorschriften:

Tabelle 3: Jüdische Essensvorschriften

koschere Lebensmittel	treife (nicht koschere) Lebensmittel	parve (neutrale) Lebensmittel
Tiere mit gespalteten Hufen, die wiederkäuen	Schwein	Eier (die bei der Verarbeitung keine Blutbeimengungen enthalten)
Fische mit Flossen und Schuppen	Aale, Meeresfrüchte und Schalentiere	sämtliche Obst-, Gemüse- und Getreidesorten
fliegende Vögel, die sich von Getreide und Grünem ernähren	Raubvögel	Honig
Milch und Milchprodukte (von koscheren Tieren)	verendete Tiere	

koschere Lebensmittel	treife (nicht koschere) Lebensmittel	parve (neutrale) Lebensmittel
Käsesorten, die mit nicht-tierischen Zusätzen hergestellt wurden	Insekten, Kriechtiere und Reptilien	
Geschlachtete Tiere		

Fleischige und milchige Speisen dürfen nicht zeitgleich und können erst nach einem definierten Zeitabstand zueinander eingenommen werden. Neutrale Speisen dürfen laut jüdischem Gesetz sowohl zu fleischigen als auch zu milchigen Speisen gegessen werden.

Kleidervorschriften

Ähnlich dem Islam ist das orthodoxe Judentum darauf bedacht, dass Kleidungsstücke getragen werden, die Geschlechtsmerkmale nicht zur Geltung bringen.

Orthodoxe Jüdinnen tragen oft Kleidung, die Ellbogen, Schlüsselbeine und Knie bedeckt. Röcke werden bevorzugt, da Hosen nicht nur die weiblichen Geschlechtsmerkmale definieren, sondern nach den Gesetzen der Torah das Tragen von Kleidungsstücken des anderen Geschlechts verboten ist. Verheiratete Jüdinnen sollen nach jüdischem Gesetz ihr Kopfhaar mit Hüten, Haarnetzen, Kopftüchern oder Perücken bedecken. Orthodoxe Juden, die die Kleidervorschriften einhalten, sind an den „typischen" langen, schwarzen Mänteln und schwarzen Hüten erkennbar. Sie tragen außerdem Bärte und Locken an den Schläfen.

Hygiene und Ausscheidung

Pflege und Reinheit haben im Judentum, ähnlich dem Islam, nicht nur eine hygienische, sondern auch eine rituelle Bedeutung.

Es gibt zwei rituelle Waschungen, die durchgeführt werden:

- **die rituelle Handwäsche**
  Sie soll vor jedem Gebet und vor und nach jeder Mahlzeit durchgeführt werden. Dabei sollen die Hände alternierend mindestens dreimal mit aus einem Krug fließendem Wasser gewaschen werden.
- **die rituelle Ganzkörperwäsche**
  Sie bezeichnet das Eintauchen des gesamten Körpers in Wasser zur rituellen Reinigung und Vorbereitung auf Feiertage wie den Sabbat und bei erworbener Unreinheit nach dem Geschlechtsverkehr, bei Frauen nach der Menstruation und der Geburt.

Scham hat im Judentum eine große Bedeutung, daher sollte Unterstützung von gleichgeschlechtlichen Personen angeboten werden.

Stellung der Frau

Jüdische Frauen werden als Rückgrat der Familie angesehen und bestimmen die Atmosphäre und den jüdischen Charakter einer Familie. Das Judentum sieht das größte Potenzial für ein nach jüdischem Glauben „rechtschaffenes Leben" in der Art und Weise, wie der jüdische Glaube innerhalb der Familie gelebt wird. Jüdische Frauen sind für die Einhaltung der jüdischen Gesetze in der Familie zuständig und geben die Glaubensinhalte auch an die jüngeren Familienmitglieder weiter. Dadurch, dass sie den jüdischen Charakter eines Hauses bestimmen, sind sie **hoch angesehen**. Dies betrifft nicht nur Glaubensinhalte, die im Rahmen der Erziehung und der Haushaltsführung übermittelt werden.

Die Frau ist auch diejenige, die den jüdischen Glauben bereits bei der Geburt (ohne rituelle Einführung) an das Kind weitergibt. Dabei wird ihre Lebensführung nicht auf den Haushalt und das Familienleben limitiert. Allerdings soll das Familienleben beruflicher Verwirklichung vorgezogen werden, da die Familie die wichtigste Schnittstelle für die Weitergabe des jüdischen Glaubens darstellt.

Geburt im Judentum

Die Geburt wird im Judentum als natürliches Phänomen angesehen. Findet eine vaginale Geburt statt, verändert sich der Status der jüdischen Frau zu nidda. Die jüdische Frau gilt als nidda ab dem Zeitpunkt, ab dem eine vaginale Blutung nachweisbar ist, und ist damit bei der Geburt eines Sohnes sieben und bei der Geburt einer Tochter 14 Tage unrein. Der Nidda-Status verbietet dem Partner, bestimmte Körperstellen (oft geschildert als Körperteile, die normalerweise durch Kleidungsstücke bedeckt sind, wie beispielsweise der Intimbereich) anzusehen. Dies hat zur Folge, dass der Partner bei der Geburt nicht anwesend sein sollte, es sei denn, die gebärende Frau wünscht es und es ist kein anderes Familienmitglied anwesend, das Unterstützung bieten könnte. Soll der Mann bei der Geburt anwesend sein, so muss er die jüdischen Gesetze in Bezug auf den Nidda-Status beachten. Die Frau gilt bei einer Kaiserschnittgeburt nicht als nidda.

Sobald das Kind geboren wurde, werden verschiedene Segenssprüche für das Neugeborene ausgesprochen. Gebete werden in den Räumlichkeiten, in denen sich Mutter und Kind befinden, aufgehängt, um dem Neugeborenen von Geburt an den Glauben zu übermitteln. Es wird darauf geachtet, potenziell gewalttätiges oder aggressives Verhalten in Gegenwart der Mutter und des Neugeborenen zu vermeiden, um keinen negativen Einfluss auszuüben. Traditionellerweise wird nach der Geburt eines Sohnes die **Brit Mila (rituelle Beschneidung)** und bei der Geburt einer Tochter ein **Fest** organisiert. Nach der Geburt sollte die Mutter das Haus sieben Tage lang nicht ohne Begleitung verlassen, wobei das Neugeborene als Begleitung angesehen wird.

Reflexionsfragen

- Welche Besonderheiten gilt es in der Wochenbettbetreuung von Wöchnerinnen mit christlicher Konfession zu beachten?
- Welche Besonderheiten gilt es in der Wochenbettbetreuung von Wöchnerinnen mit islamischer Konfession zu beachten?
- Welche Besonderheiten gilt es in der Wochenbettbetreuung von Wöchnerinnen mit hinduistischer Konfession zu beachten?
- Welche Besonderheiten gilt es in der Wochenbettbetreuung von Wöchnerinnen mit buddhistischer Konfession zu beachten?
- Welche Besonderheiten gilt es in der Wochenbettbetreuung von Wöchnerinnen mit jüdischer Konfession zu beachten?

5 Transkulturelle und kultursensible Betreuung am Wochenbett

Angesichts der zunehmenden Zahl von Personen mit Migrationshintergrund ist es in den letzten Jahrzehnten wichtig geworden, die Betreuung unter dem Gesichtspunkt transkultureller und kultursensibler Aspekte auszubauen. Dies setzt eine Kompetenz voraus, die erst in den letzten Jahrzehnten zunehmend an Bedeutung gewonnen hat: die transkulturelle Kompetenz.

Transkulturelle Kompetenz

„Transkulturelle Kompetenz ist die Fähigkeit, individuelle Lebenswelten in der besonderen Situation und in unterschiedlichen Kontexten zu erfassen, zu verstehen und entsprechende, angepasste Handlungsweisen daraus abzuleiten". (Domenig, 2007)

Die Frage nach der Definition von „Kultur" wird von vielen verschiedenen wissenschaftlichen Disziplinen unter verschiedenen Gesichtspunkten breit diskutiert. In der Laienwelt fasst der Begriff „Kultur" die darstellenden Künste wie Malerei, Bildhauerei, Musik und anderes zusammen. Im Umgang mit Menschen jedoch kann man Kultur als die Gesamtheit aller Aspekte ansehen, die einer Gesellschaft oder einer sozialen Gruppe ihre Identität verleiht. Wird diese Definition auf das Individuum einer Gesellschaft heruntergebrochen, so entstehen zusammen mit dem individuellen Wertesystem eines Menschen Bedürfnisse, an die sich Betreuungsschemata schwer anpassen können (vgl. Napier et al., 2014).

Um als betreuendes Personal eine individualisierte und ganzheitliche Betreuung anbieten zu können, müssen die Pflegepersonen sich dieses Wissen aneignen, sodass sie den Bedürfnissen des Individuums und seines individuellen Wertesystems, welches sein Handeln und sein Verständnis von Gesundheit und Krankheit beeinflusst, durch abgestimmte Interventionen entsprechen können (vgl. Maier-Lorentz, 2008). Transkulturelle Kompetenz befähigt die Betreuungspersonen, kulturübergreifend auf die Bedürfnisse der zu betreuenden Person einzugehen. Dabei liegt der Fokus auf der Interaktionsfähigkeit mit (in diesem Fall) der Wöchnerin und ihrem Bezugssystem. Das Zusammenspiel von drei Aspekten ist hierfür notwendig: Selbstreflexivität, Empathie sowie Hintergrundwissen und transkulturelle Erfahrungen (vgl. Domenig, 2007).

Selbstreflexivität bedeutet, dass der eigene Standpunkt bei der Betrachtung anderer Kulturen reflektiert und die Unterschiede zwischen der eigenen und der anderen Kultur wahrgenommen und anerkannt werden. Mit **Empathie** versucht das betreuende Personal den Standpunkt des Gegenübers einzunehmen. Im Sinne der transkulturellen Kompetenz bedeutet dies, eine gewisse Offenheit und Neugierde sowie Geduld und Verständnis für „das Fremde" (die andere Kultur) aufzubringen und darauf einzugehen.

Hintergrundwissen und **transkulturelle Erfahrungen** schließlich umfassen Kenntnisse über bestimmte Kulturen sowie generelle Konzepte wie Vorstellungen über Gesundheit und Krankheit, den Stellenwert der Familie in der Gesellschaft und Ähnliches, mit denen eine Wissenserweiterung einhergeht und die ein um Kulturspezifika erweitertes Verständnis zur Folge haben, um darauf abgestimmte Interventionen zu ermöglichen (vgl. Domenig, 2001). Bereits im Aufnahmegespräch kann das betreuende Personal von der Wöchnerin Informationen beziehen, die ausschlaggebend sind, um eine transkulturelle Arbeitsbeziehung zu ihr aufzubauen. Um kultursensibel auf die Wöchnerin eingehen zu können, sollten daher folgende Informationen eingeholt werden:

- kulturelle Zugehörigkeit und Muttersprache
- Grad der Kommunikationsfähigkeit (etwaige Barrieren in Sprache und Schrift)

- Migrationsgeschichte
- religiöse Bedürfnisse
- Gesundheits-, Krankheits- und Pflegeverständnis
- soziale Organisation

(vgl. Lenthe, 2016a)

In der Praxis zieht die gelebte transkulturelle Kompetenz eine kultursensible Betreuung nach sich, die mehrere Aspekte beachtet.

Gestik und Mimik

Menschen kommunizieren nicht nur mit der Sprache, sondern unterstreichen ihre emotionale Anteilnahme durch Gestik und Mimik. Diese haben, abhängig vom kulturellen Hintergrund, **verschiedene Bedeutungen**. Während beispielsweise der Blickkontakt in den westlichen Kulturen ausschlaggebend für den respektvollen und wertschätzenden Umgang miteinander ist, ist in anderen Kulturen das Vermeiden von Blickkontakt während eines Gesprächs ein Zeichen der Unterwürfigkeit und des Respekts. Ein und dieselbe Gestik kann verschiedene Bedeutungen haben. Handbewegungen (Zeichensprache) können beispielsweise, wenn sie in einer bestimmten Intensität ausgeführt werden, einerseits die emotionale Anteilnahme unterstreichen, andererseits offensiv und beleidigend sein (vgl. Georg Thieme Verlag, 2015). Das Schütteln des Kopfes gilt in der westlichen Kultur als ein Zeichen der Ablehnung, in östlichen Kulturen kann es ein Zeichen der Zustimmung oder der Unschlüssigkeit sein (vgl. Lenthe, 2016a).

Ist das betreuende Personal mit Wöchnerinnen konfrontiert, die einen anderen kulturellen Hintergrund oder einen Migrationshintergrund aufweisen, ist es wichtig, die spezielle Gestik und Mimik in einem Gespräch abzuklären. In den meisten Fällen sind Begleitpersonen anwesend, die die Kulturspezifika erklären können. Im Sinne eines kulturellen Austausches ist es allerdings auch wichtig, die hier vorherrschenden Kulturspezifika in Form von wertschätzender verbaler Kommunikation weiterzugeben. Die Stimmmelodie ist ausschlaggebend dafür, wie die verbale Kommunikation vom Gegenüber interpretiert wird.

Berührung und Körperhaltung

Berührungen bestimmen immer eine gewisse Position des Nähe-Distanz-Verhältnisses zwischen Menschen und können als Eindringen in die Intimsphäre empfunden werden (vgl. Lenthe, 2016a).

Während der gesamten Wochenbettphase ist das betreuende Personal mit dem intensiven Kontakt mit der Wöchnerin und dem Kind betraut. Regelmäßige Untersuchungen am weiblichen Geschlecht zur Kontrolle der Rückbildungs- und Heilungsprozesse setzen Berührung als diagnostisches (und manchmal auch therapeutisches) Instrument voraus. Auch die Begleitung des Beziehungsaufbaus zwischen Mutter und Kind geht einher mit Berührungen, indem beispielsweise der Haut-zu-Haut-Kontakt oder das Stillen mit Handgriffen unterstützt wird. Die Art und Weise, wie die Wöchnerin mit Berührung konfrontiert wird, und das Sympathiegefühl bestimmen das Vertrauensverhältnis und haben auch Einfluss auf die Körperhaltung. Die Körperhaltung verrät dem betreuenden Personal vorab schon einiges über den persönlichen Bezug, den die Wöchnerin zur Pflegeperson hat. So kann durch bloße Beobachtung schon eingeschätzt werden, ob die Wöchnerin verängstigt oder selbstbewusst und offen ist. Da die Wochenbettbetreuung in die „roten Zonen" der Intimsphäre eindringt, ist es hier besonders wichtig, verbal zu kommunizieren. Kulturspezifische oder religiöse **Berührungsgebote** zu erfragen und einzuhalten, trägt zum Vertrauensaufbau und zur Motivation der Wöchnerin selbst bei, an ihrem Rückbildungs- und Heilungsprozess mitzuarbeiten.

Tabus

In allen Kulturen gibt es gewisse Tabus, die bei Verstoß einen Angriff auf die Person und ihr Wertesystem darstellen. Das Wissen um Tabus bestimmt auch, wie das betreuende Personal auf die Wöchnerin eingeht. Hier ist es für das betreuende Personal besonders wichtig, die „Dos und Don'ts" in Erfahrung zu bringen.

Übersetzungshilfen

Die verbale Kommunikation ist in der kultursensiblen Betreuung von großer Wichtigkeit. Sie ist wohl das erste Instrument, mit dessen Hilfe das betreuende Personal mit der Wöchnerin und ihrem Bezugssystem interagiert. Das Personal ist oft in der Position, Wöchnerinnen zu betreuen, die durch den Migrationshintergrund und ihre persönliche Geschichte der Landessprache nicht mächtig sind. Es ist daher gefordert, sich auf das sprachliche Level der Wöchnerin und ihres Bezugssystems einzustellen. Dies beginnt bereits bei der Wortwahl. Die Beobachtung, ob die Wöchnerin und das Bezugssystem die kommunizierten Inhalte verstehen und darauf eingehen können, ist eine Ressource zur Einschätzung, ob andere Übersetzungshilfen zur Kommunikation notwendig sind. Die Hinzunahme von Dolmetscher*innen, Personal, das derselben Sprache oder eines ähnlichen Dialekts mächtig ist, sowie von klinikinternen Übersetzungshilfen können gemeinsam mit dem Einsatz von Symboltafeln, Broschüren in der jeweiligen Sprache und Kurzvideos herangezogen werden (vgl. I Care Pflege, 2015). Der Einsatz von Personen aus dem Bezugssystem der Wöchnerin birgt ein gewisses Risiko, dass das Gesagte anders interpretiert und dementsprechend „falsch" übersetzt wird oder Informationen unvollständig weitergegeben werden können.

Kultursensible Betreuung

Kultursensible Betreuung bedeutet, kulturelle, religiöse oder spirituelle Bedürfnisse der Wöchnerin in den Betreuungsalltag und das Betreuungsschema miteinzubeziehen.

Reflexionsfragen

- Was ist transkulturelle Kompetenz?
- Wieso ist transkulturelle Kompetenz in der Betreuung von Wöchnerinnen wichtig?
- Was bedeutet es, „kultursensibel" zu betreuen?
- Welche Aspekte sollten bei der transkulturellen Betreuung beachtet werden?
- Welche Übersetzungshilfen können zur besseren Kommunikation herangezogen werden?
- Welche Informationen können im Aufnahmegespräch vorab eingeholt werden, um eine individuelle, kultursensible Betreuung planen zu können?

6 Rückbildungs- und Heilungsprozesse im Wochenbett

Unmittelbar nach der Geburt beginnen die Rückbildungs- und Heilungsprozesse des mütterlichen Körpers. Da die Geburt ein kräftezehrendes Ereignis voller Stress ist, fühlen sich die Wöchnerinnen oftmals erschöpft und benötigen in den Anfängen der Wochenbettphase Unterstützung. Das betreuende Personal beobachtet den Heilungsprozess und führt Maßnahmen durch, um eine Erholungszeit ohne Komplikationen zu gewährleisten.

6.1 Erholungszeit

In den meisten Kulturen wird darauf geachtet, dass die Wöchnerinnen ausreichend Erholungszeit haben, bevor sie wieder ihren üblichen Tätigkeiten nachgehen.

Viele Wöchnerinnen sind sich der Veränderungen, die mit der Versorgung eines neuen Familienmitglieds einhergehen, bewusst (vgl. Dennis et al., 2007, S. 500). Oftmals jedoch ist die eigene Erwartungshaltung, eine „gute Mutter" zu sein, so groß, dass Erholungszeiten zu kurz kommen. Übersteigen Gefühle der Unsicherheit, Ängste in Bezug auf das „Muttersein" oder Überforderung das eigene Wohlbefinden, besteht die Gefahr, dass die Wöchnerin an einer postpartalen depressiven Verstimmung („Baby-Blues") bis hin zu einer postpartalen Depression mit all ihren Erscheinungsformen und Komplikationen erkrankt. Darüber hinaus wirkt sich Stress in Form von Müdigkeit bzw. Übermüdung negativ auf den Heilungsprozess aus. Das betreuende Personal kann während der Wochenbettphase Impulse setzen, um Erholungszeit anzubieten.

6.2 Hygiene

Während des Heilungsprozesses ist die Wöchnerin besonders **anfällig für Infektionen**. Sie wird über die Notwendigkeit der hygienischen Maßnahmen informiert, um das Risiko einer Keimübertragung so gering wie möglich zu halten.

- Pflegeprodukte sollen möglichst patientenbezogen markiert und verwendet werden.
- Intimpflege soll mit warmem Wasser und einem pH-neutralen Pflegeprodukt (z. B. Calendula oder Kamille) durchgeführt werden.
- Für den Brust- und für den Genitalbereich sollten jeweils eigene Handtücher verwendet und regelmäßig gewechselt werden.
- Händehygiene (Händewaschen mit anschließender Händedesinfektion) sollte vor und nach jeder Interaktion mit dem Neugeborenen durchgeführt werden.
- Auch vor und nach der Intimpflege sowie nach jedem Toilettengang ist Händehygiene notwendig.
- Vor- und Einlagen müssen regelmäßig gewechselt werden.
- Der Wechsel der Bettwäsche erfolgt bei Bedarf.
- Arbeitsflächen und Geräte (Waschbecken, Wickelauflagen, Milchpumpe, Kinderwaage etc.) sollen vor und nach der Verwendung flächendesinfiziert werden.
- Die Entsorgung der benutzten Vor- und Einlagen erfolgt in geschlossenen Abfallbehältern (mit Tretvorrichtung), die mehrmals täglich entleert werden, mit anschließender Händehygiene.

Auch das betreuende Personal hält sich an die hygienischen Richtlinien im Umgang mit Wöchnerinnen und Neugeborenen.

6.3 Kontrolle der Vitalzeichen

Nach einer normalen Geburt werden mindestens einmal täglich sowie bei beobachtbarer klinischer Veränderung **Blutdruck, Puls und Temperatur** gemessen. Zusätzlich wird täglich ein Schmerzassessment durchgeführt und es werden bei Bedarf nach ärztlicher Anordnung physikalische oder medikamentöse Maßnahmen zur Schmerzlinderung gesetzt. Engmaschigere Kontrollen erfolgen bei beobachtbaren klinischen Veränderungen (z. B. bei Hypertonie, starken postpartalen Blutungen, starken Schmerzen etc.), um mögliche Komplikationen frühzeitig zu erkennen.

Liegen bei der Wöchnerin bereits Vorerkrankungen vor, werden dementsprechend erweiterte Kontrollmaßnahmen durchgeführt (z. B. Blutzuckerkontrolle bei bekanntem Diabetes mellitus). Die gemessenen Werte werden sorgfältig im Patientenakt festgehalten und Veränderungen an den/die zuständige/n Ärzt*in kommuniziert.

6.4 Uterusinvolution

Die Rückbildung des Uterus in seinen vorgeburtlichen Zustand wird als Uterusinvolution bezeichnet. Durch die Kontraktionen des Uterus und die hormonelle Umstellung des mütterlichen Körpers infolge des Wegfalls der plazentaren Steroidhormone kommt es zur Verminderung der Uterusdurchblutung, was eine Gewebsverminderung zur Folge hat.

Es können drei Arten von Kontraktionen unterschieden werden:

- **Dauerwehen** („tonische Retraktion" nach Plazentaabgang, bis zu vier oder fünf Tage anhaltend)
- **Nachwehen** (unmittelbar nach der Geburt spontane rhythmische Kontraktionen)
- **Reizwehen** (vorwiegend durch Ausschüttung von Oxytocin)
  (vgl. Martius et al., 1995, S. 416)

In dieser Zeit kontrolliert das betreuende Pflegepersonal den Rückbildungsprozess des Fundus.

6.5 Kontrolle des Fundus

Der Fundus senkt sich **pro Tag um etwa 1 cm** (Faustregel: „**1 Querfinger**“) und sollte nach dem 10. postpartalen Tag nicht mehr tastbar sein. Bei der **Palpation** werden Höhenstand, Konsistenz und Größe der Gebärmutter sowie die Füllung der Harnblase eingeschätzt (vgl. Stiefel et al., 2013, S. 510). Die Kontrolle des Fundus findet durch das betreuende Personal und unter Einhaltung der hygienischen Richtlinien statt.

Vorbereitung:

- Die Funduslage und -höhe ist vom Füllstand der Harnblase abhängig. Die Wöchnerin wird vor der Funduskontrolle gebeten, die Harnblase zu entleeren.
- Anschließend positioniert sich die Wöchnerin in Rückenlage und winkelt ihre Beine leicht an (entspannt die Abdominalmuskulatur).
- Eine Inkontinenzeinlage soll unter das Gesäß gelegt werden, da während der Funduskontrolle Lochien ausgeschieden werden könnten.

Durchführung:

- Die distale Hand umschließt die Schambeinfuge (*Symphysis pubica*), die proximale Hand palpiert das Abdomen, bis die Außenkante des Fundus lokalisiert werden kann.
- Die Funduskonsistenz wird durch Palpation eingeschätzt und anschließend die Fundushöhe bestimmt.
- Die Fundushöhe wird in Querfingern angegeben.

- Anschließend wird kontrolliert, ob der Fundus mittig liegt. Befindet er sich sagittal versetzt, gibt dies einen Hinweis darauf, dass die Harnblase gefüllt ist.
- Ist der Fundus weich, wird er in kreisenden Bewegungen angeregt, bis er sich erhärtet.

Nachbereitung:

- Die Wöchnerin führt selbstständig oder mit Unterstützung die Intimpflege durch.
- Die Inkontinenzeinlage wird entsorgt.
- Der Befund wird anschließend dokumentiert.

Dokumentation der Funduskontrolle

Bezugspunkte für die Messung sind Nabel und Schambeinfuge.

N: Nabel
S: Symphyse
X: Xyphoid
1–3: Finger

Beispiele für die Dokumentation:
1/N bedeutet: „Fundus befindet sich 1 Finger über dem Nabel"
X/N bedeutet: „Fundus befindet sich zwischen Xyphoid und Nabel"
N/2 bedeutet: „Fundus befindet sich 2 Finger unter dem Nabel"

Eine mangelhafte Rückbildung der Gebärmutter (*Subinvolutio uteri*) hat einen Fundushochstand und starke Lochien zur Folge. Der Uterus ist palpabel, jedoch nicht oder nur gering bis mäßig kontrahiert (vgl. Tacke/Stüwe, 2013).

Um den Rückbildungsprozess des Uterus zu fördern, kann die Wöchnerin Massagen an der Gebärmutter durchführen, indem sie mit großflächigen, kreisenden Bewegungen und durch regelmäßige Ausscheidungen, regelmäßiges Stillen sowie genügend Ruhephasen Kontraktionen auslöst.

Ruhephasen im Wochenbett

Abgesehen davon, dass die Geburt eine Strapaze für Mutter und Kind darstellt und daher Ruhephasen notwendig sind, um regenerieren zu können, führen übermäßige Aktivitäten und mangelnde Ruhe zur Ausschüttung von Adrenalin, was die Wirkung von Oxytocin hemmt.

6.6 Kontrolle der Lochien

Mit dem Abgang der Plazenta bleibt eine große Wunde in der Gebärmutterschleimhaut (Endometrium), die während der Wochenbettphase ausheilt. Mit den Lochien (Wochenfluss) werden Zellreste, Wundsekret, Blutgerinnsel, Bakterien und Leukozyten, die sich durch den Heilungsprozess in der Gebärmutter ansammeln, nach außen abtransportiert.

In den ersten drei Wochen verändert sich die Farbe der Lochien, und die Menge reduziert sich. Nach 4–6 Wochen versiegen die Lochien. Die Wundheilung des Endometriums ist nach 6–8 Wochen abgeschlossen. Das betreuende Personal informiert die Wöchnerin über den Umgang mit Lochien. Lochien sind zwar nicht infektiös, zählen jedoch zu den Ausscheidungen. Daher werden die hygienischen Maßnahmen durchgeführt, die auch für den Umgang mit Ausscheidungen gelten. Des Weiteren kontrolliert das betreuende Personal Farbe, Menge (Anzahl der Vorlagen), Geruch und Beimengungen der Lochien.

Das feuchtwarme Milieu der Vorlagen begünstigt das **Keimwachstum** und das Aufsteigen von Erregern in die Wundgebiete. Die Wöchnerin wird darüber informiert, dass regelmäßig (6- bis 8-mal täglich) und bei Bedarf die Einlagen zu wechseln sind.

Lochialstau

Ein Lochialstau (Lochiometra) herrscht vor, wenn nur kleine Mengen an Lochien ausgeschieden werden. Weiters kann Folgendes beobachtet werden:

- Fundushochstand
- gestaute, übelriechende Lochien
- Schläfenkopfschmerz und Ohrenschmerzen
- subfebrile Temperaturen (< 37,8 °C)
- gedämpftes Allgemeinbefinden

Die Abflussbehinderung kann durch einen Muttermundspasmus, Obstruktion durch Koagel oder Eihautreste, ineffiziente Uteruskontraktion, volle Harnblase oder volles Rektum sowie Rückwärtsneigung des Uterus (*Retroflexio uteri*) verursacht werden.

Therapeutisch wird zunächst ein Spasmolytikum, das den Muttermund erschlaffen lässt, und anschließend ein Kontraktionsmittel zur Abflussförderung verabreicht. Zusätzlich werden physikalische Maßnahmen angewendet, die die medikamentöse Behandlung unterstützen:

- Dazu wird die Wöchnerin gebeten, sich in Bauchlage zu legen und ihr Becken hochzulagern (z. B. Kissenrolle über Fundus).
- Feuchtwarme Bauchwickel fördern die Wirkung der Spasmolytika.
- Bauchmassagen fördern die Kontraktion des Uterus, ebenso häufiges Stillen.
- Sobald die Wöchnerin stabil genug ist und sich in der Lage fühlt, wird sie bei der Mobilisation unterstützt, was das Abfließen der Lochien ebenso begünstigt.

- Zudem wird darauf geachtet, dass die Wöchnerin regelmäßig Harn und Stuhl ausscheidet.
- Beckenbodenübungen helfen unter Umständen, den Muttermundspasmus zu lockern.
  (vgl. Martius et al., 1995; Stiefel et al., 2013)

Bleibt der Lochialstau unbehandelt, können Entzündungsprozesse eine Endometritis (Gebärmutterschleimhautentzündung) auslösen.

6.7 Infektionen im Wochenbett

Infektionen während der Wochenbettphase kommen meist durch das Aufsteigen von Keimen zustande und nehmen je nach Lokalisation verschiedene Formen an. Infektionen im Geburtskanal können durch Verletzungen des Perineums oder des Uterus selbst entstehen.

Abgesehen von der medikamentösen Therapie, die abhängig vom diagnostizierten Erreger in Form von Antibiotika, Virustatika oder Antimykotika verabreicht wird und mit einer begleitenden Symptombehandlung einhergeht, ist das betreuende Personal gefordert, adjuvante Maßnahmen durchzuführen.

Puerperalfieber

Das Puerperalfieber ist eine heute seltene, fieberhafte Infektionskrankheit, die durch aufsteigende Keime ausgelöst wird (z. B. β-hämolysierende Streptokokken, Staphylokokken, Enterokokken u. a.) und drei Formen annehmen kann:

- Endometritis (Infektion der Gebärmutterschleimhaut)
- Endomyometritis (Infektion der Gebärmuttermuskulatur)
- Puerperalsepsis (hämatogene Ausbreitung der Infektion)
  (vgl. Pschyrembel online, 2017)

Das betreuende Personal kann folgende Symptome beobachten:

- druckdolenter Uterus („Kantenschmerz“)
- Fundushochstand
- übelriechende Lochien oder Lochialstau
- Fieber (subfebril bis markante Fieberzacken), Schüttelfrost
- Stirnkopfschmerz
- Tachykardie, Tachypnoe
- Übelkeit, Abgeschlagenheit

Um eine Verschlechterung des Zustandes der Wöchnerin durch mögliche Komplikationen frühzeitig erkennen zu können, müssen engmaschige Vitalzeichenkontrollen laut ärztlicher Anordnung durchgeführt werden. Zusätzlich werden physikalische Maßnahmen zur Lösung eines möglichen Lochialstaus gesetzt.

6.8 Blutungen

Postpartale Blutungen können verschiedene Ursachen haben:

- mütterliche Geburtsverletzungen (Schürfwunden im Geburtskanal, Gewebsläsionen, Riss- und Schnittverletzungen)
- Uterusatonie
- Plazentaüberreste in der Gebärmutter
- Anomalien oder Neoplasien der Gebärmutter
- Verbrauchskoagulopathie

Sind mütterliche Geburtsverletzungen ursächlich für nicht versiegende Blutungen, müssen sie entweder durch medikamentöse oder chirurgische Maßnahmen saniert werden.

Bei einer **Uterusatonie** liegt eine Kontraktionsschwäche der Gebärmutter vor, die mit einer schwallartigen Blutung (> 500 ml) und eintretender

Kreislaufinstabilität mit Schocksymptomatik einhergeht. Dabei orientiert sich die Gradeinteilung der Uterusatonie am Ausmaß der Blutung:

- Grad I: 500–1000 ml
- Grad II: 1000–1500 ml
- Grad III: > 1500 ml

Neben der Gabe von Kontraktionsmitteln und physikalischen Maßnahmen zur Kontraktionsförderung können Kälteanwendungen zur Blutstillung sowie bei Bedarf der Credé-Handgriff ausgeführt werden. Bleibt die Blutung trotz dieser Maßnahmen bestehen, muss eine Kürettage (Abrasio), im äußersten Fall sogar eine Hysterektomie vorgenommen werden.

Scheidet die Wöchnerin große Mengen an Lochien aus (> 500 ml Blut und Einlagenwechsel alle 15 Minuten), sollte bereits eine engmaschige Vitalzeichenkontrolle durchgeführt und der/die diensthabende Ärzt*in informiert werden. Ein massiver Blutverlust kann zu einem Schock führen. Daher sollten seitens des betreuenden Personals Maßnahmen zur Schockprävention getroffen werden.

6.9 Kontrolle der Ausscheidung

Das betreuende Personal beobachtet Miktion und Darmaktivität der Wöchnerin. Durch die schwangerschaftsbedingten eingelagerten Wasserdepots des Körpers kommt es in den ersten Tagen nach der Geburt zu vermehrter Harnausscheidung. Die erste **Miktion** sollte spätestens 6 Stunden p. p. erfolgen. Ist sie ausgeblieben, sollten eine mögliche Blasenentleerungsstörung oder ein möglicher Harnverhalt ausgeschlossen werden. Ist die Miktion erfolgt, sollte die Wöchnerin etwa alle 3–4 Stunden ihre Blase entleeren.

Die **Darmtätigkeit** wird durch die Hormonumstellung ebenso beeinflusst und kann in den ersten 3–4 Tagen träge sein. Oftmals ist der Darm nach der Geburt aber auch geleert, sodass die erste Defäkation erst nach den ersten postpartalen 24 Stunden stattfindet (vgl. Schewior-Popp et al., 2012). Abhängig von den individuellen Toilettengewohnheiten der Wöchnerin sollte die Darmtätigkeit durch Frühmobilisation, ausgewogene Ernährung und ausreichende Flüssigkeitszufuhr unterstützt werden. Zusätzlich kann die Gabe von Klistieren und milden Laxantien in Erwägung gezogen werden.

Durch mögliche Geburtsverletzungen kann sowohl der Miktionsvorgang als auch die Defäkation mit Schmerzen (Brennen) einhergehen. Nach dem Toilettengang soll eine sorgfältige Intimhygiene mit Vorlagenwechsel und anschließender Händehygiene durchgeführt werden.

6.10 Wundmanagement bei Dammschnitt und Dammriss

Ein Dammschnitt (Episiotomie) oder Dammriss geht postpartal mit großen Schmerzen einher. Ein regelmäßiges Schmerzassessment durch das betreuende Personal ist notwendig, um einen schnellen Heilungsprozess zu unterstützen. Hat die Wöchnerin Schmerzen, können kühlende Auflagen (z. B. Gelpad, Kryopacks, Quarkauflagen) in ein weiches Handtuch gewickelt und aufgelegt werden (kühlende Auflagen sollen nie direkt auf die Haut gelegt werden!). Helfen kühlende Auflagen nicht, können zusätzlich Analgetika (Rektalsuppositorien möglich bis zu Dammriss Grad II) verabreicht werden (vgl. Hedayati et al., 2003).

Dammriss

Dammrisse entstehen durch die Überdehnung des Damms während der Geburt. Abhängig vom Ausmaß der Verletzung können drei Grade unterschieden werden:

Grad I: Hauteinriss des Introitus, Vagina und Damm ohne Verletzung der Dammmuskulatur

Grad II: Riss der Dammmuskulatur bis zum analen Sphinkter bei intaktem Schließmuskel

Grad III: Dammriss mit Verletzung des analen Sphinkters und evtl. der Rektumvorderwand

Grad IV: Dammriss mit Beteiligung der Rektumvorderwand

(vgl. Junginger et al., 2014)

Die Naht wird mindestens einmal täglich auf mögliche Zeichen von Hämatomen, Infektion, Nahtdehiszenz oder verzögerter Wundheilung inspiziert. Bei Spannungsgefühl können Salbenkompressen (Wundheilsalbe oder Lokalanästhetikum) aufgelegt werden (vgl. Junginger et al., 2014).

Zur **Entlastung der Wunde** sollte die Wöchnerin lang andauernde direkte Belastung durch Sitzen vermeiden. Entgegen früheren Empfehlungen, Positionierungsbehelfe für „weiches Sitzen" zur Druckentlastung zu verwenden, wird heute geraten, die Sitzfläche nicht speziell zu polstern, da durch weiche Sitzflächen eine dehnende Fehlbelastung der Wunde erfolgt, was Schwellungen, Hämatome und Wundödeme begünstigt und auf diese Weise den Heilungsprozess hinauszögert. Frühes Sitzen auf harten Sitzflächen, besonders während die Lokalanästhesie noch wirkt, bewirkt eine Kompression des von der Geburt gedehnten Gewebes und begünstigt den Abtransport von seröser Wundflüssigkeit (vgl. Tanzberger et al., 2004).

Die Wöchnerin kann darüber informiert werden, dass Vorwärtslehnen während der Miktion bewirkt, dass der Harn abfließen kann, ohne mit dem Damm (*Perineum*) in Kontakt zu treten. Um den Heilungsprozess zu unterstützen, sollte nach jedem Toilettengang sorgfältig **Intimhygiene** durchgeführt werden; dabei reicht die Spülung der Wunde mit lauwarmem Wasser aus. Die Wunde sollte nicht trockengewischt, sondern mit tupfenden Bewegungen getrocknet werden. Nach jedem Toilettengang und bei Bedarf sollte die Vorlage gewechselt und Intimhygiene durchgeführt werden. Ebenso sollte die Wöchnerin darauf achten, ausreichend Flüssigkeit zu sich zu nehmen, um Obstipation zu vermeiden. Neigt die Wöchnerin zu Obstipation, kann ihr ein mildes Laxans angeboten werden. Frühmobilisation wirkt anregend auf die Darmtätigkeit.

Beckenbodentraining kräftigt die Muskeln und reduziert das Risiko von Inkontinenz. Es sollte begonnen werden, sobald sich die Wöchnerin ausreichend erholt fühlt. Dies erhöht die Durchblutung des Wundgebiets und beschleunigt dadurch den Heilungsprozess (vgl. NHS Maternity Service, 2017). **Sitzbäder** mit geeigneten Zusätzen können ab dem 3. postpartalen Tag schmerzlindernd und wundheilungsfördernd wirken. Dabei sollte eine Wassertemperatur angestrebt werden, die für die Wöchnerin angenehm ist.

Meistens wird zur Dammschnitt- und Dammrissversorgung selbstresorbierendes Nahtmaterial verwendet. Sofern das Nahtmaterial sich aufgelöst hat und Narbengewebe vorhanden ist, kann dieses mit einem **Dammmassageöl** (z.B. Johanniskrautöl) massiert werden, um das Narbengewebe geschmeidig zu halten und Spannungsgefühle zu verringern.

6.11 Frühmobilisation

Das betreuende Personal motiviert die Wöchnerin, frühestmöglich aufzustehen. 2–4 Stunden nach einer physiologischen Geburt kann die Wöchnerin, sofern ihr Kreislauf stabil ist, die ersten Steh- und Gehversuche vornehmen.

Wenn sich folgende Umstände während der Geburt ergeben haben, darf die Frühmobilisation erst nach ärztlicher Freigabe erfolgen:

- sectio caesarea
- Mehrlingsgeburt
- Zangengeburt
- Eklampsie
- Symphysenschäden
- tiefe Phlebitis oder Thrombose
- PDA (Periduralanästhesie)
  (vgl. Junginger et al., 2014)

Für die Mobilisation sollte die Wöchnerin dann jedoch medizinische Thromboseprophylaxestrümpfe tragen, für die eine ärztliche Anordnung eingeholt werden muss.

Während der ersten Mobilisation sollte die Kreislaufsituation besonders gut beobachtet werden, da aufgrund des Blut- und Wasserverlusts ein erhöhtes Sturzrisiko gegeben ist. Die Kreislaufsituation kann durch **Wochenbettgymnastik** verbessert werden. Gezielte Beckenboden- und Gangübungen unterstützen den Rückbildungsprozess schwangerschaftsbedingter körperlicher Veränderungen.
Ziele der Wochenbettgymnastik sind:

- Frühmobilisation
- Förderung der Gewebedurchblutung, der Atmung und des Metabolismus
- Stimulation der Harnblasen- und Darmaktivität
- Steigerung des Wohlbefindens
- Förderung der Uterusrückbildung
- Förderung von Heilungs- und Rückbildungsprozessen
- Stärkung der Abdominal- und der Beckenbodenmuskulatur

Zur Stärkung der Rückenmuskulatur wird nach der Wochenbettgymnastik oft eine Rückengymnastik empfohlen.

Bei der Durchführung der Übungen sollte die Wöchnerin Überanstrengung vermeiden. Die Übungsintensität richtet sich nach dem körperlichen Zustand der Wöchnerin. Das betreuende Personal nimmt eine motivierende Haltung ein und unterstützt die Wöchnerin während der körperlichen Aktivität.

6.12 Psychische Begleitung

Der neue Lebensabschnitt, die hormonellen Veränderungen nach der Geburt und etwaige Komplikationen, die sich vor, während oder nach der Geburt ergeben haben, sind für die Wöchnerin und ihr Bezugssystem belastend.

Durch die hormonellen Veränderungen kann es zwischen dem 1. und dem 10. postpartalen Tag zu einem **Stimmungseinbruch** („Baby-Blues") kommen. Dieser dauert 2–3 Tage an und wird von Stimmungsschwankungen, depressiver Verstimmung, Angstzuständen und Weinen der Wöchnerin begleitet (vgl. Gonidakis, 2007). In der Regel ebbt dieser Stimmungseinbruch ohne medikamentöse Behandlung wieder ab.

Es gibt eine Reihe von **Risikofaktoren**, die den Baby-Blues begünstigen:

- Stress
- Schlafmangel
- inadäquate Ernährung
- fehlende Unterstützung
- familiäre Disposition zur Depression
- maternale und infantile Geburtskomplikationen
- Frühgeburt
- Trennung von Mutter und Kind nach der Geburt (z. B. bei Komplikationen)
- temperamentvolles („schwieriges") Kind

- bereits bestehende psychiatrische Erkrankung (z. B. Neurose oder Psychose)

Um sowohl Wöchnerinnen als auch ihre Partner*innen während der Baby-Blues-Phase gut zu unterstützen, kann das betreuende Personal folgende Interventionen setzen:

- Wertschätzung der Mutter- und Vaterrolle kommunizieren
- Vertrauen in die elterlichen Fähigkeiten und Einschätzungen vermitteln
- Erfolgserlebnisse der Eltern anerkennen und wertschätzendes, konstruktives Feedback im Umgang miteinander und mit dem Kind kommunizieren
- Überforderung der Eltern vermeiden (schrittweises Hinführen zur Elternrolle)
- Miteinbezug des Partners oder der Partnerin in die Betreuung (familienzentrierte Betreuung)
- Entlastungsgespräche für Wöchnerin und Partner oder Partnerin anbieten
- Gespräche mit Seelsorger, Psychologin oder Psychologen anbieten
- Mediation in Gesprächen zwischen Wöchnerin und Partner oder Partnerin
- Wichtigkeit von Ruhephasen und Erholungszeit für die Eltern unterstreichen
- Erstellung einer „Arbeitsteilung" in Bezug auf Haushaltstätigkeiten und die weitere Vorgehensweise zu Hause

Bleibt dieser Stimmungseinbruch jedoch bestehen, kann er sich zu einer Postpartum-Depression mit psychotischen Schüben (Wochenbettpsychose) entwickeln. Studien der letzten Jahre zeigten, dass die **väterliche Postpartum-Depression** bei 8–13 % aller Väter auftaucht, jedoch kaum untersucht, diagnostiziert oder behandelt wird (vgl. Musser et al., 2013;

Zhang et al., 2016; Cameron et al., 2017). Dabei spielen Schlafmangel (und die dadurch verursachten Hormonschwankungen), maternale depressive Symptome, die Zufriedenheit in der Beziehung zur Partnerin, die eigene Rolle als Vater im neuen Familiensystem und das Kompetenzgefühl im Umgang mit der Situation eine wichtige Rolle. Der stärkste Indikator für das Auftreten einer paternalen Postpartum-Depression ist das Bestehen einer maternalen Postpartum-Depression (vgl. Goodman, 2003; Kim et al., 2007). Die Postpartum-Depression zählt zu den affektiven Störungen und äußert sich auf emotionaler, gedanklicher und Verhaltensebene.

Tabelle 4: Mögliche Symptome der Postpartum-Depression

Emotionale Ebene	Gedankliche Ebene	Verhaltensebene
• gedämpfte Stimmung • Hoffnungslosigkeit • Hilflosigkeit • Unzulänglichkeit • Müdigkeit • Leere • Traurigkeit • Schuldgefühle • Schamgefühle • Wertlosigkeit • Verwirrtheit • Angst um das Kind und vor dem Kind • Angst, alleine zu sein oder außer Haus zu gehen • Panik	• Unkonzentriertheit • Vergesslichkeit • Unschlüssigkeit • Unfähigkeit, Gedankengängen zu folgen • Angst, vom Partner oder von der Partnerin verlassen zu werden • Angst vor dem Tod des Partners oder der Partnerin oder des Kindes • Selbstmordgedanken	• kein Interesse an täglichen Aktivitäten • Schlaflosigkeit oder ausgeprägte Schlafphasen • Albträume • Unterernährung oder Überernährung • herabgesetzte Motivation und Kraft • soziale Isolation • mangelnde Selbstfürsorge • Unfähigkeit in der Durchführung von Routinetätigkeiten • Konfliktsuche • Aggressivität • Hyperaktivität • Vernachlässigung der Fürsorge

Sind Symptome zu erkennen, ist eine sorgfältige Diagnosestellung geboten. Neben den oben genannten Maßnahmen ist die Notwendigkeit von medikamentöser und Psychotherapie vom Schweregrad der Depression abhängig.

Beim betreuenden Personal liegt eine beträchtliche Verantwortung in Bezug auf die Beobachtung von plötzlichen oder schleichenden Wesens- und Verhaltensänderungen.

6.13 Begleitung nach Kaiserschnitt (*Sectio caesarea*)

Die Geburt per Kaiserschnitt ist ein invasiver, operativer Eingriff, der mit einem 3- bis 4-tägigen Krankenhausaufenthalt einhergeht. Durch den Bewegungsmangel nach der Operation ist das Risiko einer Thrombose oder Thromboembolie erhöht. Das Tragen von medizinischen **Thromboseprophylaxestrümpfen** ist während dieser Zeit indiziert. Eine Frühmobilisation der Wöchnerin wird je nach Allgemeinbefinden bereits nach 6–8 Stunden postoperativ angestrebt. Ein Nahrungsaufbau ist unmittelbar nach der Operation bei vollem Bewusstsein und Wachzustand mit Flüssigkeit und leichter Kost möglich.

Der **Wundverband** wird mindestens einmal täglich und bei Bedarf mehrmals auf Infektionszeichen und Nahtdehiszenz geprüft. Das Entfernen des intraoperativ angelegten Wundverbands kann, sofern dieser unauffällig (nicht durchgeblutet) ist, bereits nach 1–2 Tagen erfolgen. Die Wunde wird weiterhin täglich inspiziert und sollte selbst nach der Entfernung des Wundverbands vor äußeren Traumata geschützt werden. Manchmal wird aufgrund der Indikation intraoperativ eine **Wunddrainage** (Redon-Drainage) gelegt, die etwaige postoperative Blutungen und Wundsekret ausleiten soll. Diese Wunddrainage wird je nach Sekretion nach 24–72 Stunden wieder entfernt. In dieser Zeit achtet das betreuende

Personal auf die in der Drainage aufgefangene Sekretmenge und deren Aussehen. Die Wöchnerin muss auf einen hygienischen Umgang mit der Drainage achten und meldet Veränderungen wie Schmerzen in der oder Sekretaustritt aus der Eintrittsstelle. Außerdem soll ein Zug auf das Schlauchsystem der Drainage unbedingt vermieden werden, um unbeabsichtigtes Entfernen zu vermeiden (vgl. Stiefel et al., 2013).

In regelmäßigen zeitlichen Abständen wird ein **Schmerzassessment** durchgeführt und bei Bedarf eine Schmerzmedikation verabreicht. In den ersten Tagen nach der Operation ist die Mobilisation mit Schmerzen verbunden. Die Wöchnerin sollte trotzdem ermutigt werden, regelmäßig aufzustehen und zu gehen, sofern ihr Allgemeinzustand es erlaubt.

Der Kontakt zum Kind sollte auf jeden Fall ermöglicht werden. Aufgrund des operativen Eingriffs kann es vorkommen, dass die Milchproduktion mit einigen Tagen Verzögerung in Gang kommt. Häufiges Stillen und regelmäßiger Haut-zu-Haut-Kontakt fördern die Milchproduktion und sollten vom betreuenden Personal ermöglicht werden.

Abhängig vom Heilungsverlauf kann die Wöchnerin frühestens am 3. postpartalen Tag entlassen werden und eine weitere Betreuung durch eine Hebamme in Anspruch nehmen.

Eine Entlassung ist möglich, wenn seitens der Wöchnerin folgende Kriterien erfüllt werden:

- Die Wöchnerin ist selbstständig mobil.
- Die Wöchnerin ist, wenn möglich, schmerzfrei und wird im Hinblick auf ein adäquates Schmerzmanagement geschult.
- Die Operationswunde der Wöchnerin zeigt keine Infektions- und Blutungszeichen.
- Die Darmtätigkeit ist reaktiviert (gemäß den Toilettengewohnheiten der Wöchnerin).

Reflexionsfragen

- Welche Rückbildungsprozesse finden während der Wochenbettphase statt?
- Was kann die Wöchnerin tun, um die Uterusrückbildung zu fördern?
- Wie sieht das Handling der Lochien aus?
- Was ist ein Lochialstau und wie zeigt er sich (symptomatisch)?
- Welche hygienischen Maßnahmen müssen während der Wochenbettphase eingehalten werden?
- Welche Kriterien muss die Wöchnerin erfüllen, um (frühzeitig) entlassen werden zu können?
- Wie wird der Fundusstand gemessen und wie würden Sie die Maße dokumentieren?
- Welche Besonderheiten gibt es bei der Begleitung von Wöchnerinnen nach sectio caesarea?
- Wieso ist die psychische Begleitung ein wichtiger Teil der Wochenbettbetreuung?
- Welche Risikofaktoren für die Postpartum-Depression gibt es?
- Wann findet Frühmobilisation statt und worin liegen ihre Vorteile?
- Wie sieht die Betreuung von Wöchnerinnen mit Dammschnitt oder Dammriss aus?
- Beschreiben Sie die drei Arten von Kontraktionen, die nach der Geburt unterschieden werden können!
- Worauf muss bei der Ausscheidung der Wöchnerin geachtet werden?
- Welche Formen des Puerperalfiebers gibt es und wie wird die Betreuung von Wöchnerinnen mit Infektionen im Wochenbett gestaltet?
- Worauf muss bei einer postpartalen Blutung Grad III geachtet werden?
- Was kann postpartale Blutungen verursachen?
- Wie können Wöchnerinnen mit Baby-Blues unterstützt werden?

7 Betreuung auf der Neugeborenenstation

7.1 Der Kontakt mit dem Neugeborenen

In vielen Krankenhäusern sind die Wochenbettstationen noch so eingerichtet, dass es einen Raum gibt – üblicherweise liegt er gleich neben dem administrativen Bereich der Station (Stationsstützpunkt) –, in dem Neugeborene für einen gewissen Zeitraum abgegeben werden können und das Pflegepersonal sowie Hebammen die Betreuung übernehmen, wenn die Mütter beispielsweise ihrer eigenen Pflege nachgehen oder die Station für kurze Zeit verlassen wollen. Die Neugeborenenstation (ehem. „Kinderzimmer") ist so eingerichtet, dass Untersuchungen stattfinden und die Pflege der Neugeborenen durchgeführt werden können.

Bei der Durchführung der Untersuchungen ist eine Betreuung des Kindes, die **Ruhe und Sicherheit** vermittelt, wichtig. Jede Intervention, die an einem Neugeborenen durchgeführt wird, stellt einen Stressreiz dar. Die Kontrollen werden, wenn möglich, am wachen Neugeborenen durchgeführt oder mit den Wachphasen des Kindes koordiniert.

Jede Kontrolluntersuchung sollte mit der Kontaktaufnahme zum Kind beginnen, um eine Vertrauensbeziehung zu ihm aufzubauen. Die Kontaktaufnahme ist ein Zeichen für das Kind, dass eine Intervention stattfinden wird, und kann mittels verschiedener Interaktionen durchgeführt werden:

Begrüßungsritual

- Kind ansprechen und begrüßen
- in Decke/Stoffwindel einwickeln
- in den Arm nehmen
- Kind streicheln
- Kind wiegen
- evtl. Beruhigungssauger anbieten

Der Kontakt mit dem Neugeborenen bleibt bis zum Untersuchungsende aufrecht.

Zur Verabschiedung kann das Kind im Arm gehalten, gelobt und anschließend in das Kinderbett zurückgelegt oder nach einer kurzen Ruhephase zum Stillen angelegt werden.

7.2 Kontrollen

In der Regel werden neben den Allgemeinuntersuchungen durch den/die Stationsärzt*in standardmäßig das Neugeborenen-Screening, ein Hörtest und ein Hüftultraschall angeboten.

Unmittelbar nach der Geburt erhält das Neugeborene oral ein Vitamin-K-Präparat.

Innerhalb des 1. Lebensmonats finden zwei große Untersuchungen statt:

- **Die 1. Untersuchung (U1)**
  erfolgt nach der Geburt und umfasst die Ermittlung des APGAR-Scores, des Kopfumfangs, der Körperlänge und des Geburtsgewichts inklusive Untersuchung auf äußerliche Anomalien und die Reifezeichen. Die U1 wird bei regelrechtem Geburtsverlauf in erster Linie von der betreuenden Hebamme oder dem betreuenden Geburtshelfer durchgeführt.
- **Die 2. Untersuchung (U2)**
  findet zwischen dem 3. und dem 10. postpartalen Tag statt und betrifft Herz, Atemwege, Sinnesorgane, Mundhöhle und Rachen. Auch die Neugeborenenreflexe werden getestet. Ab dem 3. Lebenstag wird das Neugeborenenscreening durchgeführt. Zudem werden ein Hüftultraschall und ein Hörscreening empfohlen. Außerdem wird die Mutter über weitere Verlaufskontrollen und Empfehlungen informiert. Diese inkludieren Informationen über:

- Ernährung
- Vitamin-K-Prophylaxe (U3)
- Rachitis- und Kariesprophylaxe (Vitamin-D-/Fluorid-Gabe)
- Neugeborenenikterus
- SIDS-Prophylaxe
- Vorsorgeuntersuchungen
- Impftermine
- Hüftultraschall (U3)
- Neugeborenen-Hörscreening (U2)
- Pulsoximetrie zur Detektion von neonatalen Anpassungsstörungen und zum Screening auf kritische angeborene Herzfehler
- Symptome der Sepsis im frühen Säuglingsalter
- Umgang mit elterlicher Belastung bei häufig schreiendem Kind
- Vermeidung des Schüttelns
- Einschätzung der Stuhlfarbe des Kindes mittels Farbkarte (Früherfassung von Gallengangsatresie und Mitgabe einer Farbkarte: bei entfärbten Stühlen sofortige Meldung bei Pädiater*in [vor U3])
  (vgl. Leitlinie 024/005 der Gesellschaft für Neonatologie und Pädiatrische Intensivmedizin, 2021)

Die U2 wird bei Spitalsgeburten noch innerklinisch von einem/einer Pädiater*in durchgeführt. Bei ambulanten Geburten wird die U2 entweder von einer niedergelassenen Pädiaterin oder einer Allgemeinmedizinerin durchgeführt.

Neugeborenenikterus (icterus neonatorum)

Von einem Neugeborenenikterus oder der Hyperbilirubinämie des Neugeborenen wird gesprochen, wenn eine erhöhte Bilirubinkonzentration im Blut durch Hämolyse nachweisbar ist. Dies ist ein physiologischer Prozess, der bei gesunden Neugeborenen 2–3 Tage postpartum beginnt und seinen Höhepunkt spätestens am 5. postpartalen Tag erreicht (vgl. Pschyrembel online, 2018). In dieser Zeit kann folgendes klinisches Bild beobachtet werden:

- Das Neugeborene wirkt sehr müde, lässt sich schwer wecken und trinkt wenig
- Die Haut des Neugeborenen schimmert gelblich, die Lederhaut der Augen (Skleren) und die Schleimhäute sind gelblich verfärbt

Steigt bei Messung der Gesamt-Bilirubingehalt über 300 µmol/l (oder ≤ 18 mg/dl), so kann abhängig vom Wert eine Blaulicht-Fototherapie bis hin zur Austauschtransfusion indiziert sein. Wichtig ist, die Mutter darüber zu informieren, dass sie ihr Neugeborenes regelmäßig anlegt und dabei sogar aufwecken und aktivieren muss.

7.2.1 Vitamin K

In den ersten zwei Tagen postpartal wird ein Vitamin-K-Präparat verabreicht. Dieses Vitamin ist notwendig, um die Blutgerinnung des Neugeborenen in Gang zu setzen, es ist jedoch noch nicht ausreichend im kindlichen Organismus vorhanden. Die Bildung von körpereigenem Vitamin K setzt bei Neugeborenen erst nach Verabreichung der Milchnahrung ein und muss daher postpartal gegeben werden. Vitamin K wird dem Kind entweder von der Pflegeperson oder der Hebamme oral oder intramuskulär oder unter Aufsicht einer Pflegeperson oder Hebamme von der Mutter oral zugeführt.

Ist das Neugeborene wach, kann das Vitamin-K-Präparat oral zugeführt werden:

- Das **Begrüßungsritual** wird durchgeführt.
- Das Neugeborene wird mit einer Decke/Stoffwindel umwickelt und einer Bezugsperson in den Arm oder auf die Untersuchungsfläche/Wickelunterlage gelegt.
- Ein paar Tropfen (Mutter-)Milch auf die Kindszunge träufeln, um den Schluckreflex auszulösen und die Aufmerksamkeit des Kindes zu erregen.

- Schluckt das Kind, kann das Vitamin-K-Präparat in kleinen Mengen portioniert in den Mund appliziert werden; dazwischen immer wieder kleine Pausen einlegen.
- Nach Beendigung der Applikation wird das Kind gelobt.

Insgesamt erhält das Neugeborene **oral 3 Gaben zu je 2 mg** (nach der Geburt sowie bei der U2 und der U3). Appliziert die Bezugsperson das Präparat, so leitet die Pflegeperson oder die Hebamme sie in den Schritten an. Wird Vitamin K intramuskulär verabreicht, reicht eine Injektion zu 1 mg unmittelbar nach der Geburt (vgl. Leitlinie 024/022 der Gesellschaft für Neonatologie und Pädiatrische Intensivmedizin, 2016).

7.2.2 Credé-Prophylaxe

Die Credé-Prophylaxe in ihrer Ursprungsform umfasste die Gabe von Silbernitrat-Augentropfen zur Vorbeugung einer durch Gonokokken induzierten Augeninfektion (*Ophthalmia gonorrhoica*) mit folgenschwerer irreversibler Augenschädigung. International kommt die Credé'sche Prophylaxe zur Vorbeugung jeglicher Formen von neonataler Bindehautentzündungen innerhalb der ersten 28 Lebenstage (*Ophthalmia neonatorum*) zur Anwendung (vgl. Auriti et al, 2021).

Im deutschsprachigen Raum Europas ist die Durchführung der Credé'schen Prophylaxe unmittelbar nach der Geburt obsolet, wobei sie nicht gänzlich ausgeschlossen werden sollte (z.B. bei regional beobachteter Zunahme unüberwachter Schwangerschaften). Zur Behandlung von neonataler Konjunktivitis können verschiedene Präparate angewendet werden. Vorab sollten zur Diagnosestellung mütterliche Abstriche und Lidabstriche des Neugeborenen erfolgen. (vgl. Leitlinie 024/005 der Gesellschaft für Neonatologie und Pädiatrische Intensivmedizin, 2021)

7.2.3 Neugeborenen-Screening

Das Neugeborenen-Screening, der Guthrie-Test (auch **„PKU-Test"**), ist ein Bluttest, der in der Regel am 3. Lebenstag nach Aufklärung und Einwilligung der Eltern durchgeführt wird (idealerweise zwischen der 49. und der 72. Lebensstunde). Dabei wird dem Neugeborenen kapillär (üblicherweise an der Fersenaußenkante) Blut abgenommen und sowohl auf endokrinologische als auch auf hormonelle Erkrankungen untersucht.

Vorbereitung:

- feuchtwarmer Waschlappen
- Saugreflex auslösen, evtl. mit Gabe von Saccharose/Glukose (evtl. Watteträger oder Beruhigungssauger)
- 2 Tupfer
- Hautdesinfektionsmittel
- Stechlanzette
- Kapillare
- PKU-Testkarte, mit Patientenetikett versehen und ausgefüllt

Durchführung:

- **Begrüßungsritual** durchführen
- Neugeborenes mit einer Decke/Stoffwindel umwickeln, einer Bezugsperson in den Arm oder auf die Untersuchungsfläche/Wickelunterlage legen
- Ferse des Neugeborenen freilegen und mit dem feuchtwarmen Waschlappen umwickeln und anwärmen
- Saugreflex auslösen bzw. Saccharose/Glukose oral applizieren
- Tupfer mit Hautdesinfektionsmittel tränken und Ferse desinfizieren
- Stecklanzette ansetzen und Ferse punktieren
- Bluttropfen mit der Kapillare auffangen

- trockenen Tupfer auf die Punktionsstelle drücken und einige Minuten komprimieren – evtl. mit einem Klebestreifen befestigen

Damit das Blut nicht gerinnt, muss es nach der Abnahme schnellstmöglich verarbeitet werden. Das in der Kapillare befindliche Blut wird auf die Testfelder der PKU-Testkarte verteilt (die Testfelder müssen zur Gänze mit Blut bedeckt sein). Dann wird die Testkarte zum Trocknen an einem sicheren Ort aufbewahrt und zur Auswertung weitergeschickt.

TIPP: Die Nähe der Bezugsperson kann unter Umständen während der Untersuchung zusätzlich zur Entspannung des Kindes beitragen. Es wird allerdings davon abgeraten, schmerzhafte Untersuchungen während des Stillens oder Kuschelns zwischen Bezugsperson und Kind durchzuführen, da das Neugeborene durch das Prinzip der Konditionierung die Interaktion mit einem schmerzhaften Erlebnis verbinden könnte. Daher sollte auch darauf geachtet werden, dass der Zeitabstand zwischen Interaktion und (schmerzhafter) Intervention möglichst groß ist.

Nachbereitung:

- Das Kind wird anschließend wieder in die Decke/Stoffwindel eingewickelt und bleibt entweder bei der Bezugsperson oder wird zurück ins Kinderbett gelegt.
- Das verwendete Material wird im entsprechenden Abfallbehälter entsorgt.
- Die Arbeitsfläche wird flächendesinfiziert.

Sollte die Blutuntersuchung auf eine Erkrankung positiv ausfallen, werden die Eltern schriftlich über das Ergebnis informiert.

Darüber hinaus können ein Hüftultraschall und ein Hörtest durchgeführt werden.

Tabelle 5: Guthrie-Test: endokrinologische Diagnostik (Stand: 2023)

Guthrie-Test („PKU"-Test)		
Österreich	**Deutschland**	**Schweiz**
Hormonstörungen 1. Adrenogenitales Syndrom (AGS) 2. Kongenitale Hypothyreose *Angeborene Stoffwechselerkrankungen* **Aminoazidopathien:** 3. Hyperphenylalaninämie 4. Phenylketonurie (PKU) 5. Ahornsiruperkrankung (MSUD) 6. Homozystinurie 7. Hypermethioninämie 8. Tryosinämie I 9. Tryosinämie II 10. Argininämie **Organoazidurien:** 11. Propion/Methylmalonazidämie 12. Glutarazidurie Typ I (GA1) 13. Isovalerianazidämie (IVA) **Harnstoffzyklusdefekte:** 14. Argininosuccinatlyase-Mangel 15. Citrullinämie **Vitaminstoffwechseldefekte:** 16. Biotinidasemangel 17. Cobalaminstoffwechselstörungen	1. AGS 2. MSUD 3. Biotinidasemangel 4. Carnitinzyklusdefekte 5. Cystische Fibrose 6. Galaktosämie 7. GA1 8. Hypothyreose 9. IVA 10. MCAD-Mangel 11. LCHAD-Mangel 12. VLCAD-Mangel 13. PKU 14. Hyperphenylalaninämie (HPA) (vgl. www.apotheken-umschau.de, 2023)	1. AGS 2. MSUD 3. Biotinidasemangel 4. Cystische Fibrose 5. Galaktosämie 6. GA1 7. Hypothyreose 8. MCAD-Mangel 9. PKU 10. schwerer kombinierter Immundefekt (SCID) 11. schwere T-Zell-Lymphopenie (vgl. Neugeborenen-Screening Schweiz, 2023)

Guthrie-Test („PKU"-Test)		
Österreich	**Deutschland**	**Schweiz**
Vitaminstoffwechseldefekte: 16. Biotinidasemangel 17. Cobalaminstoffwechselstörungen **Carnitinstoffwechseldefekte:** 18. Carnitin Transporter Defekt 19. Carnitin-Palmitoyl-Transferase-I-Mangel (CPT-I) 20. Carnitin-Palmitoyl-Transferase-II-Mangel (CPT-II) 21. Carnitin-Acylcarnitin-Translokase-Mangel **Kohlehydratstoffwechselstörungen:** 22. Galaktoseabbaustörungen **Fettsäurestoffwechseldefekte:** 23. Myoadenylatdesaminase-Mangel (MAD) 24. Mitochondrialer Trifunktioneller Protein-Mangel (MTP) 25. Medium-Chain-Acyl-CoA-Dehydrogenase-Mangel (MCAD) 26. Long-Chain-3-OH-Acyl-CoA-Dehydrogenase-Mangel (LCHAD) 27. Very-Long-Chain-Acyl-CoA-Dehydrogenase-Mangel (VLCAD) 28. Cystische Fibrose (Mukoviszidose) (vgl. www.neugeborenenscreening.at, 2023)		

7.2.4 Hüftultraschall

Der Hüftultraschall soll Auskunft über mögliche Hüfterkrankungen geben, die bei den körperlichen Routineuntersuchungen nicht ausgeschlossen werden können. Vorwiegend wird die Hüfte des Neugeborenen auf zwei Hüfterkrankungen hin geschallt, nämlich auf Hüftdysplasie und Hüftluxation.

Die Untersuchung ist schmerzlos und unkompliziert und kann bei den Kindern innerhalb der ersten 4–6 Wochen nach der Geburt durchgeführt werden.

Bei der **Hüftdysplasie** ist die Hüftgelenkspfanne des Neugeborenen noch nicht ausreichend ausgebildet und reift erst nach der Geburt nach. Um dieses Nachreifen zu unterstützen, erhält das Kind über mehrere Monate eine Repositionsorthese (auch als „Spreizhose", Beuge-Spreiz- oder Hüftbeuge-Schiene bezeichnet). Oftmals ist die Therapie des „breit Wickelns" ausreichend. Beim breiten Wickeln werden in der Regel eine passgenaue und eine größere Windel angelegt, sodass die Beine des Neugeborenen dadurch gespreizt werden. Eine operative Behandlung ist meistens nicht notwendig.

Bei der **Hüftluxation** befindet sich der Hüftkopf nicht mehr in der Gelenkpfanne. In vielen Fällen kommen dabei Gipsverbände oder Spreizschienen zum Einsatz, die das Gelenk stabilisieren sollen. Bei manchen Kindern muss der Hüftkopf in die Gelenkpfanne reponiert werden.

Durchführung:

- Nach dem **Begrüßungsritual** wird das Kind auf die Untersuchungsfläche/Wickelunterlage gebracht und die Hüfte abgedeckt. Es ist nicht notwendig, das Kind zur Gänze auszuziehen.
- Das Ultraschallgel sollte auf Raumtemperatur gewärmt worden sein.

Dazu sollte das verpackte Gel entweder in einem Wärmeschrank aufbewahrt oder für einige Minuten in einen Flaschenwärmer gestellt werden.

- Während der Untersuchung bleibt die Bezugsperson oder das betreuende Personal beim Kind und vermittelt ihm Sicherheit und Ruhe durch Halten, Begrenzung, Beruhigungssauger oder Saccharose.
- Nach der Untersuchung kann die Windel wieder fixiert oder gewechselt werden, anschließend wird das Kind gehalten und gelobt.

TIPP: Sofern die Windel nicht mit Stuhl beschmutzt ist, kann sie am Kind belassen werden, da ein möglicher Kältereiz dazu führt, dass die Kinder während der Untersuchung urinieren.

Das betreuende Personal schult die Bezugspersonen im Hinblick auf das Anlegen der Repositionsorthese und das „breite Wickeln“ und leitet sie dabei an.

7.2.5 Neugeborenen-Hörscreening

Hörstörungen haben einen beachtlichen Einfluss auf die persönliche und soziale Entwicklung des Kindes. Liegt eine Hörstörung vor, lernt das Kind unter Umständen später sprechen, was wiederum die Lernfähigkeit beeinträchtigen kann. Beim Hörtest sollen mögliche Hörschäden frühzeitig erkannt werden. Der Hörtest ist ebenso wie der Hüftultraschall schmerzlos und unkompliziert und kann sowohl durchgeführt werden, wenn das Neugeborene der Bezugsperson im Arm liegt, als auch auf der Untersuchungsfläche/Wickelunterlage. Das Hörscreening soll im besten Fall durchgeführt werden, wenn das Neugeborene entspannt ist, kann aber auch erfolgen, während es schläft.

Bei der Untersuchung wird eine **Hörsonde** in die äußeren Gehörgänge eingeführt, die einen Klickton abgibt. Die Schallwellen, die dabei entstehen, versetzen die Haarzellen der Hörschnecke in Schwingungen. Diese Schwingungen (otoakustische Emissionen) werden in den äußeren Gehörgang zurückgeleitet und von der Sonde gemessen.

Vorbereitung:

- Mögliche Umgebungsgeräusche (im Untersuchungsraum) sollen beseitigt bzw. sollte ein ruhiger Ort für die Untersuchung gewählt werden.
- Das Neugeborene wird so positioniert, dass die Ohren frei zugänglich sind.
- Trägt das Neugeborene eine Haube, so sollte diese vorübergehend abgelegt oder zumindest nach oben geschoben werden, damit die Ohrmuscheln frei zugänglich sind.

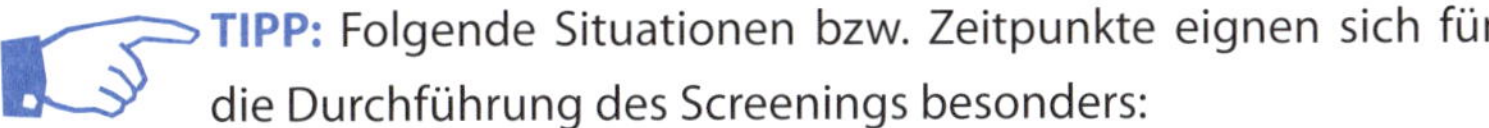

TIPP: Folgende Situationen bzw. Zeitpunkte eignen sich für die Durchführung des Screenings besonders:

- wenn das Neugeborene schläft
- nach einer Stillmahlzeit
- nach dem Wechseln der Windel

Durchführung:

- Während der Untersuchung wird darauf geachtet, dass keine unnötigen Umgebungsgeräusche auftreten.
- Sowohl im Wachzustand als auch schlafend: Das Neugeborene bleibt entspannt und die Positionierung des Kindes wird nach ärztlicher Angabe durchgeführt.

Nachbereitung:

- Dem Neugeborenen wird die Haube wieder aufgesetzt bzw. angepasst.
- Wurde die Untersuchung auf einer Untersuchungsfläche/Wickelunterlage durchgeführt, wird das Kind entweder in den Arm der Bezugsperson oder in das Kinderbett gelegt.
- Die Untersuchungsfläche/Wickelunterlage wird wischdesinfiziert.
- Ist das Kind durch die Untersuchung erwacht und unruhig, wird es getröstet.

Die Auswertung des Hörscreenings fällt entweder „positiv" oder „negativ" aus. Bei einem negativen (unauffälligen) Ergebnis sind die otoakustischen Emissionen gut messbar und es liegt keine Hörstörung vor.

Bei einem positiven (auffälligen) Ergebnis sind die otoakustischen Emissionen nur schwach oder nicht messbar. Das gibt einen Hinweis auf eine Hörstörung, da die Schwingungen der feinen Haarzellen im Ohr die Schwingungen durch die Klickgeräusche nicht oder nur schwach erwidern. Unter Umständen liegt das daran, dass die Gehörgänge durch Flüssigkeit verlegt sind, Umgebungsgeräusche die Messung stören oder das Kind selbst zum Zeitpunkt der Messung unruhig ist. In der Regel wird die Messung bei einem positiven Ergebnis zu einem anderen Zeitpunkt wiederholt, um Fehlmessungen auszuschließen. Ist das Ergebnis der wiederholten Messung erneut positiv, wird das Kind für weitere Untersuchungen an den HNO-Fachbereich überwiesen. Das Hörscreening gibt keine Auskunft über den Grad der Hörstörung. Es bedarf daher weiterer Untersuchungen zur Feststellung, welche Art von Hörstörung vorliegt.

Obwohl das Hörscreening relativ genau misst, kommt es manchmal vor, dass Ergebnisse infolge von Fehlmessungen als **„falsch negativ"** oder **„falsch positiv"** befunden werden. „Falsch positive" Ergebnisse können mittels wiederholter Messung und Folgeuntersuchungen berichtigt werden. Bei „falsch negativen" Ergebnissen ist dies in der Regel schwieriger.

In diesem Fall sind die Beobachtungen des betreuenden Personals und besonders die der Bezugspersonen ausschlaggebend, um eine verkannte Hörstörung zu diagnostizieren.

In jedem Fall werden die Bezugspersonen über das Testergebnis und die etwaigen Folgeuntersuchungen bei positivem Befund informiert und aufgeklärt.

Üblicherweise wird das Neugeborenen-Screening (inklusive Hüftultraschall und Hörscreening) in Form von vielen kleineren klinischen Untersuchungen im Rahmen des stationären Aufenthaltes durchgeführt. Obwohl das Hörscreening Teil des Neugeborenenscreenings ist, wird es unter Umständen nicht in jeder klinischen Institution angeboten. Ist dies der Fall, liegt es in der Eigenverantwortung der Bezugspersonen, das Hörscreening bei ihrem Neugeborenen durchführen zu lassen.

Bei ambulanten und Hausgeburten wird das Neugeborenenscreening im Rahmen der ersten Folgeuntersuchungen nach der Geburt durch den/die Kinderärzt*in vorgenommen. Der Hüftultraschall kann auch von einer Orthopädin/einem Orthopäden durchgeführt werden.

7.2.6 Entlassung

Abgesehen davon, dass von ärztlicher Seite umfassende Information in Bezug auf die bevorstehenden Untersuchungen stattfindet, berät das betreuende Personal die Mutter (meistens im Beisein des Partners oder der Partnerin bzw. eines Angehörigen) in Bezug auf die Neugeborenenpflege, weist sie auf die Vorsorgeuntersuchungen hin und bespricht offene Anliegen und Fragen in Bezug auf die eigenen körperlichen Rückbildungs- und Heilungsprozesse sowie die Adaptationsprozesse des kindlichen Organismus.

Zusätzlich verweist das betreuende Personal auf Selbsthilfegruppen und Kurse (z.B. Stillgruppen, Beckenbodengymnastikkurse) und stellt den Mutter-Kind-Pass (Untersuchungsheft, zukünftig Eltern-Kind-Pass) aus. In der Schweiz gibt es diesen Pass nicht, allerdings wird von Ärzt*innen informell ein ähnliches Untersuchungsheft ausgestellt.

Da in Entlassungsgesprächen oft auch Ängste und Unsicherheiten in Bezug auf das Leben und die Lebensveränderungen im häuslichen Umfeld mit dem Neugeborenen geäußert werden, ist es empfehlenswert, für Entlassungsgespräche ausreichend Zeit einzuplanen.

Reflexionsfragen

- Was ist die Neugeborenenstation?
- Welche Kontrollen werden auf der Neugeborenenstation durchgeführt?
- Welche Untersuchungen werden in der Neugeborenenperiode durchgeführt?
- Was ist das Neugeborenenscreening?
- Wie wird das Neugeborenen-Hörscreening durchgeführt?
- Wie ist der Umgang mit Neugeborenen während eines Hüftultraschalls?
- Wofür wird dem Neugeborenen Vitamin K verabreicht?
- Was ist die Credé-Prophylaxe?

8 Neugeborenenpflege

Neben der Betreuung der Wöchnerin nach der Geburt ist die Betreuung des Neugeborenen der zweite große Schwerpunkt in der Wochenbettphase. In der Neugeborenenpflege wird das Kind in seinen Anpassungsprozessen von *in utero* auf *ex utero* unterstützt, der Beziehungsaufbau zwischen Kind und Bezugssystem wird aufgebaut und gefördert.

8.1 Das Neugeborene

Die Bezeichnung „Neugeborenes" gilt für lebendgeborene Kinder bis zur Vollendung des 28. Lebenstages nach der Abnabelung und kann in 2 Abschnitte unterteilt werden.

- **Frühe Neugeborenenperiode**: 1.–7. postpartaler Tag
- **Späte Neugeborenenperiode**: 8.–28. postpartaler Tag

In dieser Phase stellt sich der kindliche Organismus um und passt sich an die veränderten Bedingungen außerhalb der geschützten Umgebung der Gebärmutter (ex utero) an. Die Organe stellen sich von Fremd- auf Selbstversorgung um. In dieser Zeit kommt es auch zum ersten Kontakt mit der Familie außerhalb des Mutterleibs (vgl. Hoehl/Kullick, 2010, S. 584 ff.).

Nach der Vollendung des 28. Lebenstages werden Neugeborene als Säuglinge bezeichnet. Der Säuglingsbegriff definiert Kinder vom 29. Lebenstag bis zum Beginn des 13. Lebensmonats (vgl. Moore, 2013, S. 11).

Andere Möglichkeiten der Unterteilung ergeben sich durch das **Geburtsgewicht** oder das **Gestationsalter**, die unmittelbar nach der Geburt (erneut) erhoben werden. Geht man vom Geburtsgewicht aus, so gilt:

- „untergewichtige Neugeborene": Geburtsgewicht von unter 2500 g (LBW, „low birth weight infants")
- „sehr untergewichtige Neugeborene": Geburtsgewicht von unter 1500 g (VLBW, „very low birth weight infants")

- „extrem untergewichtige Neugeborene“: Geburtsgewicht von unter 1000 g (ELBW, „extremely low birth weight infants“)

Dabei wird das Geburtsgewicht unabhängig von der Reife der Neugeborenen betrachtet (Maier/Obladen, 2011, S. 2).

Wird die Einteilung anhand des Gestationsalters in Relation zur körperlichen Reife (Kopfumfang, Körpergewicht oder Körperlänge) durchgeführt, werden Kinder, die unter die 10. Perzentile der bevölkerungsbezogenen Wachstumskurve fallen, als hypotrophe Neugeborene (SGA, „small for gestational age“) bezeichnet. Neugeborene, die über der 90. Perzentile liegen, gelten als hypertrophe Neugeborene (LGA, „large for gestational age“).

Das Frühgeborene

Als Frühgeborene (im Fachjargon: „Frühchen“) gelten alle lebendgeborenen Kinder, die vor der vollendeten 37. Schwangerschaftswoche (oder unter 259 Tagen Gedeihen im Mutterleib) auf die Welt kommen. Weiters gibt es 2 Möglichkeiten der Unterteilung von Frühgeborenen: Einerseits können Frühgeborene anhand ihres Gestationsalters, andererseits anhand ihres Geburtsgewichts gruppiert werden (vgl. WHO[4], 2012, S. 19). Als Geburtsgewicht wird das erste Nacktgewicht bezeichnet, das unmittelbar nach der Geburt gemessen wird (WHO[5], 2004).

Abhängig von der Schwangerschaftswoche, in der es sich befindet, wird zwischen extremen, sehr frühen, moderaten und späten Frühgeborenen unterschieden.

Nach Definition der World Health Organization (WHO) ergeben sich vier Subkategorien von Frühgeborenen, die sich anhand des Gestationsalters differenzieren lassen:

1. extreme Frühgeborene (< 28. Schwangerschaftswoche)
2. sehr Frühgeborene (28.– 31. Schwangerschaftswoche)
3. moderate Frühgeborene (32.– 33. Schwangerschaftswoche)

4. späte Frühgeborene (34.– 37. Schwangerschaftswoche)
(vgl. WHO[11], 2022)

Angabe der Schwangerschaftswochen

Im klinischen Bereich wird das Gestationsalter der Kinder (ungeboren oder geboren) in Schwangerschaftswochen (SSW) und Tagen angegeben.
So gilt beispielsweise:
28. Schwangerschaftswoche = 27 (vollendete) Wochen der Schwangerschaft und 0–6 Tage.
Die 29. Schwangerschaftswoche beginnt ab 28 vollendeten Wochen der Schwangerschaft und 0 Tagen.

Gängige Dokumentation – Beispiele:
28. SSW: „27 + 0 SSW", „27 + 1 SSW", „27 + 2 SSW", „27 + 3 SSW", „27 + 4 SSW", „27 + 5 SSW", „27 + 6 SSW"
29. SSW: „28 + 0 SSW", „28 + 1 SSW" usw.

Frühgeborene befinden sich nach der Geburt in einer für sie lebensbedrohlichen Umgebung. Das Gedeihen des Fetus im Mutterleib geht einher mit kontinuierlichen sensorischen Inputs aus dem Fruchtwasser und der Fruchtblase. Die Kommunikation zwischen Fetus, Fruchtwasser und Fruchtblase gewährleistet die motorische Entwicklung. Durch die intrauterine Entwicklung der Sinnesorgane nimmt der Fetus am Lebensrhythmus der Mutter teil. Dieser gibt ihm Inputs zur Entwicklung der Wahrnehmung, also des Gesichts-, Gehör-, Geruchs- und Geschmackssinns (vgl. Als, 2009, S. 1208). Wird ein Mensch zu früh geboren, wird diese Interaktion gestoppt und durch äußere, fremde, ungewohnte Reize ersetzt. Dies stellt eine **enorme Belastung** für ihn dar, denn während er diesen Reizen ausgesetzt ist, muss er bedeutende Entwicklungsaufgaben bewältigen:

- Aufrechterhalten der physiologischen Stabilität (z. B. Atmen, Kreislauf und Körpertemperatur regulieren)

- Entwicklung von Verhaltenszuständen (z.B. schlafen, ruhige und unruhige Wachphasen, schreien), die normalerweise in einem Gestationsalter von 30–34 Schwangerschaftswochen beginnen
- Aufnahme sozialer Kontakte während der Wachphasen sowie Verarbeitung von äußeren Reizen und entsprechende Reaktionen darauf (z.B. Augenöffnen bei Berührung)
  (vgl. Hoehl/Kullick, 2010, S. 624)

Zusätzlich zu den Grundbedürfnissen eines Neugeborenes ergibt sich aufgrund der Unreife eine Vielzahl von Gefährdungen. Die WHO veröffentlichte 2012 einen Bericht, in dem sie die Risiken aufzeigte, denen Frühgeborene ausgesetzt sind. So neigen Frühgeborene zu Erkrankungen und Diskrepanzen des kindlichen Organismus u.a. im Bereich des Gehirns, der Lungen, des Verdauungstraktes, der Augen, des Herz-Kreislauf-Systems und der Haut sowie zu erhöhter Infektionsgefahr durch das unreife Immunsystem (vgl. WHO[2], 2012, S. 64).

Das Reifgeborene

Findet die Geburt eines Kindes in der **38.–42. Schwangerschaftswoche** oder in einem Gestationsalter von 259–293 Tagen statt, wird es als „reifes Neugeborenes“ oder „Reifgeborenes“ bezeichnet (vgl. Hoehl/Kullick, 2010, S. 584 u. 623).

Das übertragene Neugeborene

Jedes Neugeborene, das in einem Gestationsalter von **mehr als 42 Schwangerschaftswochen** (oder 293 Tagen) auf die Welt kommt, wird als übertragenes Neugeborenes bezeichnet (vgl. Maier/Obladen, 2011, S. 3). Anhand von klinischen Untersuchungen unmittelbar nach der Geburt können bestimmte Merkmale beobachtet werden, die zusätzlich Hinweise auf das Gestationsalter geben. Diese Merkmale werden Reifezeichen genannt (vgl. Hoehl/Kullick, 2010, S. 584).

8.2 Anpassung des kindlichen Organismus nach der Geburt

Die Geburt stellt ein traumatisches Ereignis für den kindlichen Organismus dar. Der Übergang vom intrauterinen zum extrauterinen Leben geht einher mit dramatischen Veränderungen und erfordert eine Anpassung des kindlichen Körpers an das vom mütterlichen Organismus getrennte Leben. Der kindliche Organismus muss nach der Geburt selbst für Atmung, Kreislauf, Wärmeregulation, Ernährung, Stoffwechsel, Ausscheidung und Infektabwehr sorgen (vgl. Maier/Obladen, 2011, S. 1). Um dies zu bewerkstelligen, hat die Natur Anpassungsvorgänge initiiert. Die Beschaffenheit der Atemwege ist dergestalt, dass das Kind beim ersten Atemzug nach der Geburt Lungen und Alveolen aufbläht, um die Versorgung des Organismus mit Atemluft zu gewährleisten. Die Alveolen sorgen dafür, dass die lebenserhaltenden Gase (Sauerstoff) aus der eingeatmeten Luft in den Blutkreislauf aufgenommen und die Abfallprodukte (Kohlenstoffdioxid) in die Atemluft abgegeben werden, die anschließend wieder ausgeatmet wird. Surfactant hält die Alveolen offen und gewährleistet den Gasaustausch bei jedem weiteren Atemzug. Mit dem ersten Schrei des Kindes erhöht sich der Druck in den Lungen, sodass Fruchtwasser, das nach der Geburt in der Lunge verblieben ist, in die Lungengefäßsysteme aufgenommen und auf diese Weise aus den Lungen gedrückt wird (vgl. Moore et al., 2013, S. 272).

Das Zentralnervensystem beginnt mit der selbstständigen Regulation des Herz-Kreislauf-Systems, das bis dato vom mütterlichen Kreislauf unterstützt wurde, und der Atmung (vgl. Rohen/Lütjen-Decroll, 2012, S. 170). Ist der Geburtsvorgang abgeschlossen, beginnt für das Kind das Leben außerhalb des Mutterleibs.

8.3 Erstversorgung des Neugeborenen nach der Geburt

Die Erstversorgung des Neugeborenen im Kreißsaal obliegt bei regelrechtem Geburtsverlauf der Verantwortung der zuständigen **Hebamme oder des Geburtshelfers**. Bei regelwidriger Geburt wird die Erstversorgung von **Pädiater*innen sowie Pflegepersonen** vorgenommen. Ein adäquates Einschätzungsvermögen sowie klare und zeitgerechte Kommunikation zwischen den involvierten Berufsgruppen stellen die optimale Grundlage für eine reibungslose, komplikationsarme Erstversorgung bzw. Übernahme des Neugeborenen dar und haben Einfluss auf dessen Entwicklung.

Nachdem das Kind geboren wurde, gibt man Mutter und Kind in den ersten Momenten (während die Nabelschnur durchtrennt wird) Gelegenheit, in den direkten **Haut-zu-Haut-Kontakt** zu treten, sofern das Neugeborene keine Anzeichen von Komplikationen zeigt. Danach versorgt die Hebamme oder der Geburtshelfer das Kind und führt folgende Maßnahmen durch:

- Neugeborenes mit weichen, trockenen Handtüchern abtrocknen und anschließend einwickeln
- Atmung überprüfen (evtl. absaugen)
- Nabelschnur abklemmen (abnabeln)
- APGAR-Score durchführen
- Mutter-Kind-Identifikationsband anlegen
- Körperlänge, Kopfumfang und Geburtsgewicht ermitteln
- Reifezeichen überprüfen
- Prophylaxe verabreichen (Vitamin K)
- Haut-zu-Haut-Kontakt mit Mutter oder anwesender Bezugsperson ermöglichen
- Geburtsblatt ausfüllen

Die Maßnahmen sind abhängig vom klinischen Bild des Neugeborenen, die **Sicherung der Vitalzeichen** ist erstrangig. Der **APGAR-Score** ist ein Beurteilungsschema, welches die postnatale Adaptation und Vitalität des Neugeborenen einschätzt. Er wurde 1952 von Dr. Virginia Apgar (Chirurgin und Anästhesistin) auf der 27. Jahrestagung der US-amerikanischen Anästhesisten vorgestellt und schließlich nach ihr benannt.

Die Einschätzung erfolgt zu drei Zeitpunkten – in der 1., in der 5. und in der 10. Lebensminute – und überprüft fünf Parameter.

Tabelle 6: APGAR-Score

	0 Punkte	1 Punkt	2 Punkte
Atmung	fehlend	schnappend, unregelmäßig	regelmäßig
Puls	fehlend, nicht palpierbar	< 100 Schläge pro Minute	> 100 Schläge pro Minute
Grundtonus (Muskeltonus)	schlaff, nicht vorhanden	reduzierte, träge Bewegungen	aktive, kräftige Bewegungen
Aussehen (Hautfarbe)	blass, fahl oder zyanotisch	Akrozyanose: blasse, zyanotische Extremitäten bei rosigem Körper	rosig
Reflexe	fehlende Reaktion auf Stimulation	irritierbar bei Absaugung oder grober Stimulation (z. B. Reiben des Körpers mit dem Handtuch)	beim Absaugen kräftiges Grimassieren, Niesen und Saugen
Beurteilung	**8–10 Punkte:** gute bis sehr gute Adaptation **6–7 Punkte:** leichte Adaptationsstörung (erfordert weitere Beobachtung) **3–5 Punkte:** mittelschwere bis schwere Adaptationsstörung (intensivmedizinische Betreuung notwendig) **0–2 Punkte:** schwerste Adaptationsstörung, Reanimation		

Bei jeder Messung wird die Gesamtpunkteanzahl aller Parameter summiert. Die Endsumme ergibt die nummerische Gesamteinschätzung der neonatalen Adaptation und Vitalität. Das weitere Betreuungsausmaß hängt von der Einschätzung ab.

Sofern das Kind stabil ist, werden die **Reifezeichen** überprüft. Reifezeichen geben Hinweis auf den Entwicklungsstand des Neugeborenen.

Tabelle 7: Reifezeichen bei Früh- und Reifgeburt sowie Übertragung

	Frühgeburt (≤ 37. SSW)	Reifgeburt (38.–42. SSW)	Übertragung (> 42. SSW)
Lanugo-Behaarung	ausgeprägt (besonders am Rücken)	kaum vorhanden, evtl. zwischen den Schulterblättern	nicht vorhanden
Hautfarbe und Hautbeschaffenheit	rot, dünne, unreife Haut (hohe Verletzungsgefahr), Gefäße sichtbar, ödematös	rosig, samtig, weich, Unterhautfettgewebe gut ausgebildet	blassrosa, faltige, trockene Haut, evtl. grünlich-gelb verfärbt durch mekoniumhältiges Fruchtwasser, „Waschfrauenhände"
Fußsohlenfalten	keine bis schwach ausgebildet	gesamte Sohle bedeckt, größtenteils ausgebildet	
Brustdrüsen	flach	erhaben, fühl- und messbar	größer
Ohrmuscheln	flach, formlos, faltbar, langsame bis keine Rückkehr in Ursprungsform	fest, bei Verformung Rückkehr in Ursprungsform	

	Frühgeburt (≤ 37. SSW)	Reifgeburt (38.–42. SSW)	Übertragung (> 42. SSW)
Weibliches Genitale	klaffend, kleine Labien und große Labien deutlich sichtbar	große Labien bedecken kleine Labien	gerötet, evtl. Hautab-schilferungen
Männliches Genitale	kein oder nur 1 Testis im Skrotum tastbar	mind. 1 Testis ist im Skrotum tastbar	gerötet, evtl. Hautab-schilferungen

Die Reifezeichen sind neben anderen Faktoren besonders in Relation zur genetischen Abstammung zu setzen. So können sich beispielsweise mitteleuropäische Neugeborene in Körpergröße und Geburtsgewicht von afrikanischen oder asiatischen Neugeborenen unterscheiden (vgl. Behrman/Butler, 2007). In den Verlaufskontrollen wird der Entwicklungsstand anhand der Perzentilenkurve ersichtlich.

Die Erstversorgung des Neugeborenen nach *Sectio caesarea* wird bei regelrechtem Verlauf von der Hebamme oder dem Geburtshelfer durchgeführt. Eventuell ist es notwendig, den ersten Atemzug des Neugeborenen durch Stimulation (Reibungsstimulus mit dem OP-Tuch oder dem trockenen Handtuch) auszulösen. Bei einer *Sectio caesarea* mit Vollnarkose ist eine engmaschige Verlaufskontrolle der Vitalzeichen indiziert, da die Vollnarkose eine atemdepressive Wirkung auf das Neugeborene haben kann und es unter Umständen notwendig ist, dem Neugeborenen eine Atemunterstützung zu verabreichen. Die Erstversorgung wird von einer Pädiaterin oder einem Pädiater und einer Pflegeperson durchgeführt.

8.4 Bedürfnisse des Neugeborenen

Auch wenn der kindliche Körper auf Selbstversorgung umstellt, so ist das Neugeborene nicht zur Gänze unabhängig. Die kindliche Verhaltensorganisation ist so weit ausgereift, dass es mit seiner Umwelt kommunizieren kann, um sein Überleben zu sichern. Die körperlichen und emotionalen Bedürfnisse müssen allerdings größtenteils von seiner Umgebung gestillt werden. Im Folgenden findet sich eine Liste mit den Bedürfnissen eines Neugeborenen.

Tabelle 8: Körperliche und emotionale Bedürfnisse des Neugeborenen (aus: Sparshott, 2009, S. 25)

Körperliche Bedürfnisse	Emotionale Bedürfnisse
Atmen	Sicherheit
Ernährung	Behaglichkeit
Ausscheidung	Entwicklung
Hygiene	Kommunikation
Temperatur regulieren	Schlafen

Die Umgebung des Neugeborenen muss diesem also Sicherheit, Behaglichkeit, Anregung, Reaktion auf seine Bedürfnisse und Ruhe bereitstellen; und wenn all dies sein Überleben nicht gewährleistet, müssen Bedingungen für ein würdevolles Sterben geschaffen werden (vgl. Sparshott, 2009, S. 24 f.).

8.4.1 Atmung

Die normale Atemfrequenz eines reifen Neugeborenen ist doppelt so schnell wie die eines Erwachsenen und beträgt **30–40 Atemzüge** pro Minute.

Es kann sein, dass das Kind im **Schlaf** längere Atempausen macht, die jedoch unbedenklich sind. „Diese können nur wenige Sekunden andauern, aber auch deutlich länger ausfallen. Normalerweise reagiert das Atemzentrum auf derartige Apnoen mit erhöhter Atemaktivität, das Baby atmet tief durch, wird kurz wach und atmet anschließend gleichmäßig weiter." (Mändle/Opitz-Kreuter, 2007, S. 642) Häufig kommt es vor, dass die Atmung im Schlaf oberflächlicher ausfällt als im Wachzustand. Um Unsicherheiten entgegenzuwirken, ist es wichtig, die Mutter über diese Eigenheiten zu informieren. Ist sie jedoch weiterhin unsicher und nicht in der Lage, Atmung zu beobachten, kann sie jederzeit die Atmung ihres Kindes kontrollieren, indem sie ihm z. B. einen kleinen Kosmetikspiegel unter die Nase hält. Beschlägt sich der Spiegel, ist dies das Zeichen, dass Atmung vorhanden ist.

Solange der **Hautzustand** des Kindes rosig ist, kann man davon ausgehen, dass der Körper des Kindes ausreichend mit Sauerstoff versorgt wird und daher Atmung vorhanden ist.

Im Wachzustand variiert die Atemfrequenz je nach Gefühlslage des Kindes, z. B. beim Schreien. Ist die Atmung des Kindes in Ruhelage jedoch erhöht und das Kind von der Grundstimmung her unruhig, so kann das ein Hinweis auf eine Infektion oder Schmerzen sein.

8.4.2 Temperatur

Unmittelbar nach der Geburt steht das Neugeborene vor der physiologischen Herausforderung, seine eigene Körpertemperatur zu halten. Die Thermoregulation der Neugeborenen wird größtenteils über das sympathische Nervensystem gesteuert, indem Norepinephrin und TSH (Thyroid-stimulierendes Hormon) ausgeschüttet werden, die zu einer erhöhten Fettverbrennung und Wärmeproduktion führen. Dieser Mechanismus hat einen erhöhten Energiebedarf zur Folge (vgl. Stern, 1965).

Das Neugeborene gibt über vier verschiedene Wege Wärme ab:

- Verdunstung
- Wärmemitführung (Konvektion)
- Wärmeweiterleitung
- Wärmeabstrahlung

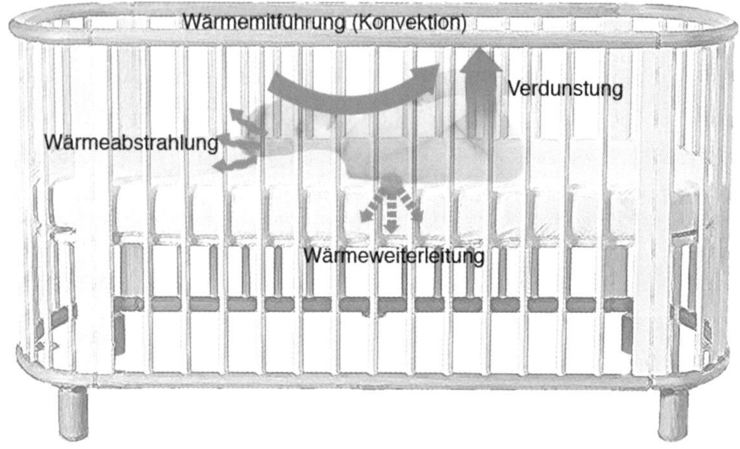

Abbildung 1: Wärmeabgabe des Neugeborenen

Die Behaarung des Neugeborenen ist noch sehr fein und nur teilweise vorhanden, was den Wärmeverlust begünstigt. Das Neugeborene verliert Wärme größtenteils über die **Kopfhaut**. Gezielte Maßnahmen können die Thermoregulation des Neugeborenen unterstützen:

Die Zimmertemperatur kann mittels Raumthermostat überwacht und gegebenenfalls angepasst werden. Für das Kinderzimmer wird eine Raumtemperatur von etwa 20–22 °C tagsüber und 18–20 °C nachts (um das SIDS-Risiko zu verringern) empfohlen.

Um festzustellen, ob dem Kind warm genug ist, kann zwischen den **Schulterblättern** gefühlt werden. Ist das Kind feucht zwischen den Schulterblättern, ist das ein Hinweis darauf, dass ihm zu warm ist. Fühlt sich die Haut zwischen den Schulterblättern kühl an, so benötigt das Neugeborene eine zusätzliche Wärmequelle (Kleidungsstück, Decke, Stoffwindel oder Ähnliches). Socken und Handschuhe schützen Hände und Füße vor dem Auskühlen. Zusätzlich kann dem Kind eine Haube aufgesetzt werden, um die Wärmeausstrahlung über die Kopfhaut zu verhindern.

Auch die **Körperwärme** der Bezugspersonen kann das Neugeborene in seiner Thermoregulation unterstützen. Der effektivste Weg, die Körperwärme an das Neugeborene weiterzugeben, ist der direkte Haut-zu-Haut-Kontakt zwischen Neugeborenem und Bezugsperson. Das Kind wird dabei auf den freien Oberkörper der Bezugsperson gelegt und beide werden zusätzlich mit einer Decke zugedeckt.

Es soll darauf geachtet werden, das Neugeborene regelmäßig zu wickeln, um dem Auskühlen durch eine nasse Windel vorzubeugen. Beim Baden ist zu beachten, dass die Temperatur des Wassers etwa der Körpertemperatur (37 °C) des Kindes entspricht. Um dies zu überprüfen, kann ein Badethermometer ins Wasser gehalten werden. Eine Raumtemperatur von 22–24 °C im Badezimmer ist optimal.

8.4.3 Wachzustand und Schlaf

Neugeborene entwickeln intrauterin bereits ihren eigenen Schlaf-Wach-Rhythmus, der nach der Geburt beobachtet werden kann. Für die Bezugspersonen besteht die Möglichkeit, den Schlaf-Wach-Rhythmus während der Schwangerschaft zu beobachten, um postpartal bereits darauf reagieren zu können. Nach der Geburt können dann schließlich verschiedene Bewusstseinszustände beobachtet und interpretiert werden:

- **ruhiger Wachzustand (quiet alert)**
  Das Neugeborene widmet seine gesamte Energie dem aufmerksamen Beobachten und Zuhören seiner Umgebung, insbesondere dem Anvisieren von Personen; die motorischen Funktionen befinden sich in einer Ruhephase. Unter Umständen ahmt das Neugeborene angebotene Mimik nach. Die Augen sind dabei weit offen, das Neugeborene verhält sich ruhig. In diesem Bewusstseinszustand kann es soziale Interaktionen bewusst aufnehmen.
- **aktiver Wachzustand (active alert)**
  In diesem Stadium des Bewusstseins bewegt sich das Neugeborene aktiv und gibt Laute von sich. Dies wird oft auch als Übergangsstadium zum Weinen angesehen. Anvisieren und Fixieren sind nur schwer oder gar nicht möglich. Das Kind fokussiert dabei vorwiegend auf Gegenstände. Eine Eltern-Kind-Interaktion wird angestrebt. Der Übergang zum Weinen kann von den Eltern abgefangen werden, indem das Kind rechtzeitig an die Brust angelegt oder in den Arm genommen und gewiegt wird.
- **Weinen (crying)**
  Allerspätestens beim Weinen kommuniziert das Neugeborene die Notwendigkeit einer aktiven Interaktion mit seiner Umwelt. Wenn Neugeborene weinen, kann dies mehrere Gründe haben: Hunger, Unbehagen (z. B. durch Schmerzen oder Unglücklichsein), Langeweile. Weinende Neugeborene strampeln mit den Beinen, bewegen ihre Arme, verzerren dabei das Gesicht und halten ihre Augen fest geschlossen.
- **Schläfrigkeit (drowsiness)**
  Dies ist das Stadium, in dem Neugeborene entweder vom Schlaf erwachen oder am Einschlafen sind. Sie grimassieren (die Bandbreite der Grimassen reicht dabei von mürrisch und überrascht bis hin zu beschwingt) und strecken sich dabei. Die Augen sind halboffen, glasig und wirken unfokussiert.

- **ruhiger Schlaf (quiet sleep)**
  Das Neugeborene ist entspannt und die Augen sind geschlossen. Es bewegt sich kaum und atmet regelmäßig.
- **aktiver Schlaf (active sleep)**
  Das Neugeborene befindet sich in der aktiven REM-Schlafphase (REM = *rapid eye movement*), wobei sich die Augen rasch bewegen, aber geschlossen sind. Die Atmung ist unregelmäßig. Während der REM-Schlafphase sind Kau- und Schluckbewegungen zu beobachten. Unter Umständen bewegt das Kind Arme und Beine.

Der Schlaf-Wach-Rhythmus eines Neugeborenen verändert sich in den ersten Wochen bis Monaten nach der Geburt. Die Schlafdauer von Neugeborenen ist allerdings unterschiedlich und auch abhängig von Störfaktoren in der Umgebung.

In den ersten Tagen nach der Geburt schläft ein Neugeborenes durchschnittlich 16–19 Stunden. So kann es mitunter vorkommen, dass ein Neugeborenes nach zwei Stunden erwacht oder mehr als vier Stunden schläft. Sofern sich das Neugeborene normal entwickelt, ist eine längere oder kürzere Schlafdauer unbedenklich. Hat es jedoch einen erhöhten Energiebedarf, muss es alle 3–4 Stunden geweckt werden, um gestillt oder gefüttert zu werden.

Normale Entwicklung und erhöhter Energiebedarf

Eine normale Entwicklung des Neugeborenen ist dann gegeben, wenn es seinem Alter entsprechend an Gewicht zunimmt und regelmäßig aktive Wachphasen hat. Ein erhöhter Energiebedarf ist gegeben, wenn das Neugeborene ab- oder zu wenig zunimmt. Eine normale Entwicklung kann anhand des Trends der Perzentilenkurve des Neugeborenen beobachtet werden.

Mit der Zeit verringert sich die durchschnittliche Schlafdauer und die aktiven Wachphasen nehmen zu. Der zirkadiane Rhythmus passt sich allmählich an, bis die Wachphasen tagsüber zunehmen und die Schlafdauer in der Nacht länger wird.

Schlafposition und -umgebung

In Bezug auf die häufig gestellte Frage, wie ein Neugeborenes im Kinderbett positioniert werden soll, gehen die wissenschaftlichen Meinungen auseinander. Einerseits wird den meisten Bezugspersonen davon abgeraten, das Kind in Bauchlage zu positionieren, da nach derzeitigem Stand der Wissenschaft das **SIDS-Risiko** in Bauchlage erhöht ist. Andererseits wird den Bezugspersonen auch kommuniziert, dass sie das Kind in Bauchlage bringen können, solange sie in seiner Nähe bleiben.

Sudden Infant Death Syndrome (SIDS)

Umgangssprachlich als „plötzlicher Kindstod" bezeichnet, ist SIDS der Tod im Kindesalter ohne hinreichende Erklärung nach sorgfältiger Autopsie. Dies stellt die häufigste Todesursache des Säuglings dar.
SIDS hat den Gipfel nach der 1. Lebenswoche zwischen dem 1. und dem 5. Lebensmonat, kommt gehäuft im Winter und zu 60 % während des Nachtschlafs vor.
(Pschyrembel online, 2017)

Während der aktiven Schlafphase bewegen sich die Neugeborenen häufig, was zu alternierenden Umpositionierungen durch das Kind selbst führen kann. Die zeitweilige Umpositionierung durch die Bezugspersonen stellt einen Störfaktor in der Schlafphase des Neugeborenen dar und kann zur induzierten Wachphase führen.

Die Umgebung des Neugeborenen sollte so gestaltet sein, dass das Kind ungestört schlafen kann. Das Kinderbett ist frei von großen Kissen und größeren, übermäßig behaarten Kuscheltieren. Von Fellen und Ähnlichem als Schlafunterlage sollte man absehen, weil das Risiko einer **Atem-**

wegsverlegung durch das Einatmen von abgehenden Fasern gegeben ist. Besonders günstig sind spezielle atmungsaktive Schlafunterlagen.

Ein gut gelüftetes Zimmer und eine Zimmertemperatur von 18–20 °C werden als optimal für ein Neugeborenes empfohlen. Dabei ist es wichtig, dass das Kind stets warm genug gekleidet ist und keine Zugluft im Zimmer entsteht, um Unterkühlung zu vermeiden.

Die Bezugspersonen und das Kind haben die Möglichkeit, gemeinsam im Bett zu schlafen. Dies ist aber nur dann wirksam und möglich, wenn die Bezugsperson einwilligt. Oft äußern die Bezugspersonen jedoch Angst und Unsicherheit, dass sie das Kind im Schlaf „erdrücken" könnten, weshalb man darauf hinweisen kann, dass es spezielle **Beistellkinderbetten** für zu Hause gibt, die direkt ans Elternbett angeschlossen werden können und Eltern und Kind auf diese Weise die Möglichkeit bieten, dem Kind auch während des Schlafs besonders nahe zu sein. Das Kind muss nicht immer in einem eigenen Bett, „isoliert" schlafen; es ist der Eltern-Kind-Beziehung förderlicher, wenn sich die Möglichkeit bietet, rund um die Uhr zusammen zu sein. Ein Mittelmaß an Phasen, in denen das Kind in der Nähe der Bezugspersonen schläft, und Phasen, in denen das Kind getrennt von den Bezugspersonen im eigenen Kinderbett schläft, sollte angestrebt werden.

8.4.4 Ernährung und Stillen

Die WHO empfiehlt eine Stilldauer von **mindestens 6 Monaten**, bevor dem Kind solide Nahrung zugeführt werden soll.

Beim Assessment der Mutter (möglichst vor der Geburt) soll erhoben werden, ob sie ihr Neugeborenes stillen will oder nicht und ob sie bereits Stillerfahrung hat. Falls sich die Mutter für das Stillen ihres Kindes entscheidet, ist es auch wichtig zu fragen, ob, welche, wie oft und in welcher

Dosierung die Mutter Medikamente zu sich nimmt, da viele Wirkstoffe über die Muttermilch auf das Kind übertragen werden können. Gegebenenfalls müssen diese Medikamente während des gesamten Stillzeitraums entweder abgesetzt werden oder es muss die Wirkstoffgruppe gewechselt bzw. die Dosierung vermindert werden.

Sofern das Kind ausreichend an Gewicht zunimmt und es keine mütterlichen oder infantilen Kontraindikationen für das Stillen gibt, wird exklusives Stillen angestrebt (vgl. WHO[4], 2018).

Tabelle 9: Absolute und relative infantile und maternale Kontraindikationen für das Stillen

Kontraindikationen	infantil	maternal
absolut	Galaktosämie	HIV-Infektion
	Proteinunverträglichkeiten	Chemotherapie
		Immunsuppressionstherapie
		Hyperlipoproteinämie
		Alkoholabusus
relativ	unzureichendes Saugvermögen (bei Frühgeborenen)	mangelnde Motivation der Mutter, das Neugeborene zu stillen
	kardio-respiratorische logische Erkrankungen	bakterielle Infektionen (doppelseitige streptokokkeninduzierte Mastitis, Tuberkulose, Diphterie, Listerien)
	Neuropathien	virale Infektionen (Hepatitis C, Herpes simplex, Zytomegalie, Varicella Zoster, Masern)

Kontraindikationen	infantil	maternal
	anatomische Malformationen (Lippen-Kiefer-Gaumen-Spalte, zu kleines Unterkiefer)	parasitäre Infektionen (Trichomonas)
	Erkrankungen der Mundhöhle (Aphthen, Soor)	chronische Erkrankungen (zystische Fibrose)
		Radiotherapie
		postpartale Psychose
		Nikotinabusus
		Drogenabusus

Muttermilch ist erwiesenermaßen die **optimale Nahrung** für das Kind. Besonders für allergiegefährdete Neugeborene (Allergien in der Familiengeschichte) stellt die Muttermilch den optimalen Schutz dar, da sie die noch unreife Darmschleimhaut vor Allergenen und Krankheitserregern schützt (vgl. Kammerer, 2010, S. 79).

Die einzelnen Bestandteile der Milch geben Hinweis darauf, wie reich an Nährstoffen sie ist:

- Kohlenhydrate
- Laktose
- Proteine
- Lipide
- Vitamine
- Mineralien
- immunologische Faktoren
- bioaktive Faktoren (Wachstums- und Verdauungsfaktoren) (vgl. Ballard/Morrow, 2013)

In den ersten Tagen nach der Geburt verändert sich die Muttermilch nach den Bedürfnissen des kindlichen Organismus. Sie stellt die optimale Nahrungs- und Flüssigkeitsquelle für das Neugeborene dar.

Kolostrum (1.–5. Tag p.p.)

Die erste Milch, die die mütterliche Brust abgibt, ist das sogenannte Kolostrum. Sie wird oftmals als „erste Schluckimpfung" des Neugeborenen bezeichnet, weil sie viele Antikörper und Vitamine enthält und besonders proteinreich ist. Die Konzentration von Lipiden und Laktose ist gering, was darauf hinweist, dass Kolostrum primär eine immunologische und trophische Funktion hat. Die mütterliche Brust produziert in etwa um die 20 ml Kolostrum pro Tag.

Ab dem 2.–4. Tag p.p. erfolgt der **Milcheinschuss**. Dabei setzt die tatsächliche Milchproduktion plötzlich ein, die mütterliche Brust wird größer und praller, unter Umständen äußert die Mutter Schmerzen in der Brust. Durch häufigeres Anlegen, Abpumpen oder kalte Kompressen kann Abhilfe geschaffen werden. Die Bestandteile der Muttermilch verändern sich, sie wird vom Kolostrum zur Übergangsmilch.

Übergangsmilch (4.–6. Tag p.p.)

Die Übergangsmilch ist reicher an Lipiden und Kohlenhydraten und daher besonders energiereich. Sie enthält wesentlich weniger Proteine als das Kolostrum. Die mütterliche Brust produziert in etwa 100 ml Übergangsmilch pro Tag.

Reife Muttermilch (reife Frauenmilch) (ab dem 7. Tag p.p.)

Die reife Muttermilch ist proteinreich, enthält viel Laktose und Lipide. Abhängig von der Tageszeit produziert die mütterliche Brust etwa 500–1000 ml pro Tag (vgl. Schewior-Popp et al., 2012).

Farbe, Konsistenz und Menge

Abhängig von der Tageszeit und der Ernährung der Mutter variieren Konsistenz und Farbe der Muttermilch. Während das Kolostrum flüssig bis viskös und üblicherweise dunkelgelb bis hin zu leicht gräulich gefärbt ist, ist die Milch bereits in der Übergangsphase sämiger, milchiger und weiß bis hellgelb in Konsistenz und Farbe. Die reife Muttermilch kann unter Umständen weißlich gefärbt sein oder sogar einen leichten Blaustich haben.

Zusätzlich verändert sich die Zusammensetzung der Muttermilch, je länger das Neugeborene an der mütterlichen Brust saugt. Die Milch, die in den ersten 2–3 Minuten der Stillmahlzeit von der Brust ausgeschieden wird, ist die sogenannte **Vordermilch** (Nielsen et al., 2017). Die wässrige Vordermilch ist reichhaltiger an Laktose und wird auch als „durststillende Muttermilch" bezeichnet (vgl. Bishara et al., 2009). Ist die wässrige Vordermilch ausgeschieden, folgt die Sekretion der **Hintermilch**. Hintermilch hat einen höheren Fettanteil und eine höhere Energiedichte als Vordermilch. Außerdem enthält sie eine höhere Konzentration von Vitamin A und E (Bishara et al., 2008). Sie wird als „hungerstillende Muttermilch" bezeichnet.

Viele Mütter haben die Befürchtung, nicht genug Muttermilch geben zu können. Deswegen ist es wichtig, dass das Betreuungsteam die Mutter darüber informiert, dass das Kind über die Brust genau jene Milchmenge erhält, die es benötigt – vorausgesetzt, die Mutter legt das Kind regelmäßig an. Der Magen eines Neugeborenen verändert sich im ersten Lebensmonat in Bezug auf Größe und Fassungsvermögen.

Am 1.–2. Tag p.p. hat der kindliche Magen die Größe einer Kirsche.
Am 3.–4. Tag p.p. hat der kindliche Magen die Größe einer Walnuss.
Am 5.–6. Tag p.p. hat der kindliche Magen die Größe einer Aprikose (Marille).
Ab dem 7. Tag p.p. hat der kindliche Magen die Größe eines Hühnereis.

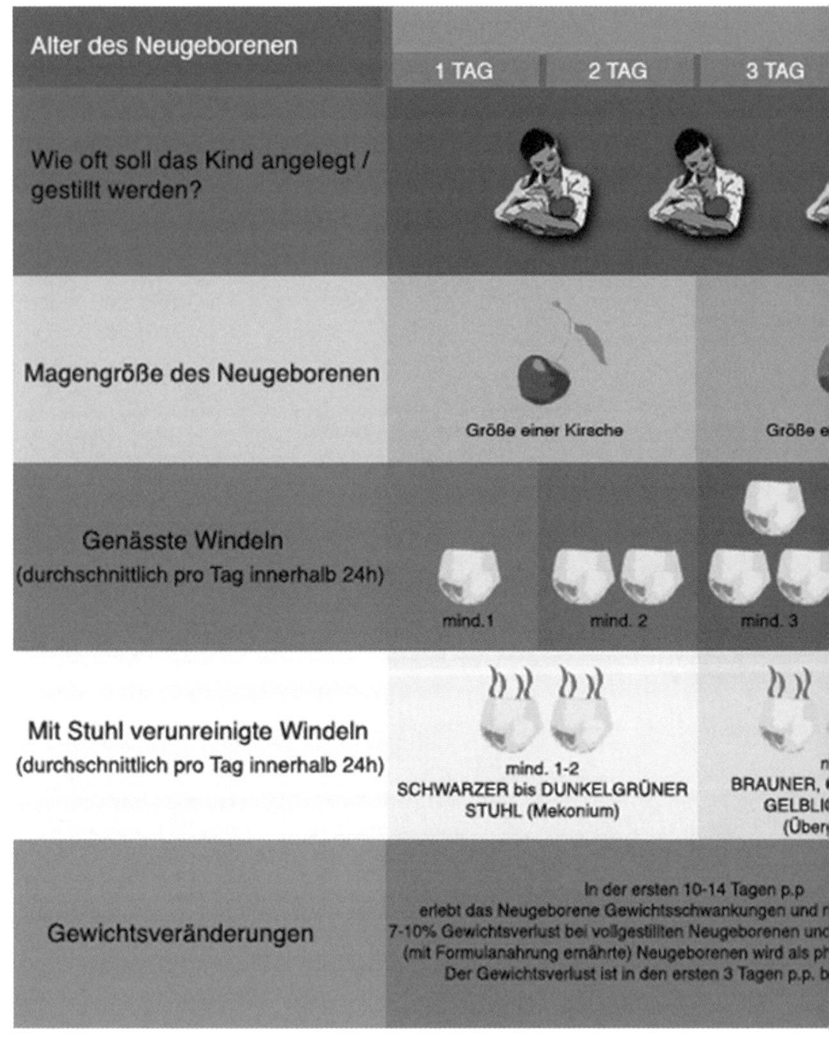

Alter des Neugeborenen	1 TAG	2 TAG	3 TAG
Wie oft soll das Kind angelegt / gestillt werden?			
Magengröße des Neugeborenen	Größe einer Kirsche		Größe e
Genässte Windeln (durchschnittlich pro Tag innerhalb 24h)	mind.1	mind. 2	mind. 3
Mit Stuhl verunreinigte Windeln (durchschnittlich pro Tag innerhalb 24h)	mind. 1-2 SCHWARZER bis DUNKELGRÜNER STUHL (Mekonium)		n BRAUNER, GELBLI (Über
Gewichtsveränderungen	In der ersten 10-14 Tagen p.p erlebt das Neugeborene Gewichtsschwankungen und n 7-10% Gewichtsverlust bei vollgestillten Neugeborenen und (mit Formulanahrung ernährte) Neugeborenen wird als ph Der Gewichtsverlust ist in den ersten 3 Tagen p.p. b		

Abbildung 2: Stillen und die Auswirkungen auf das Neugeborene in den ersten drei Wo

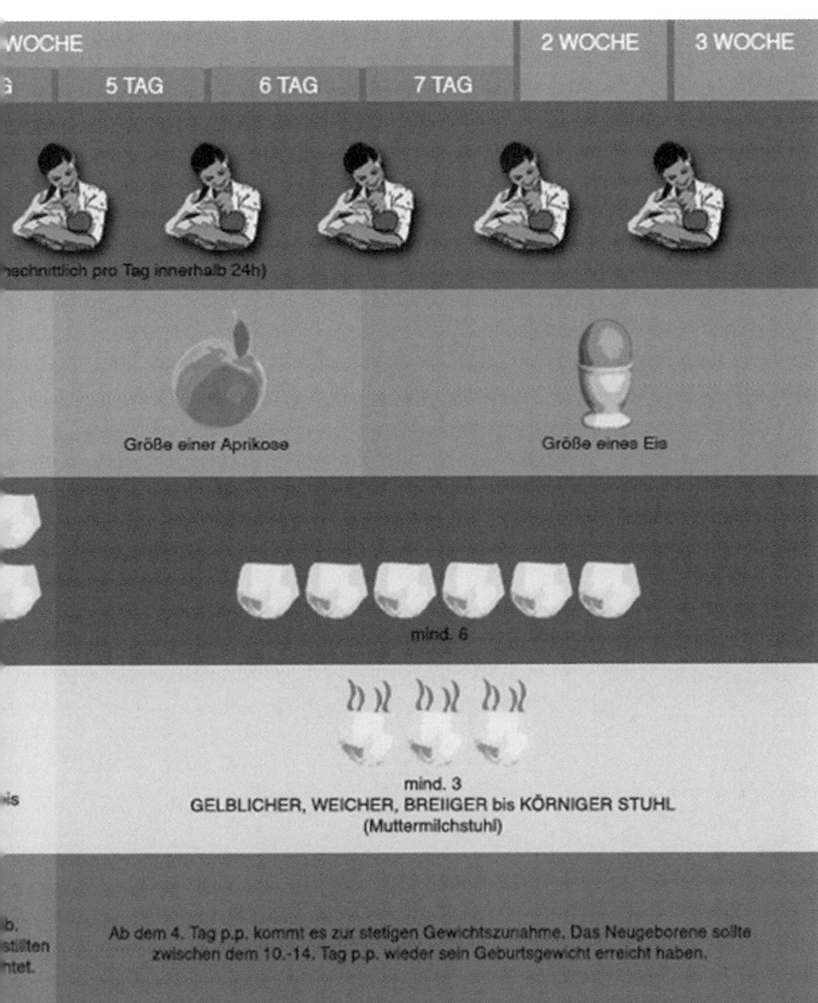
WOCHE
2 WOCHE
3 WOCHE
5 TAG
6 TAG
7 TAG
chschnittlich pro Tag innerhalb 24h)
Größe einer Aprikose
Größe eines Eis
mind. 6
mind. 3
GELBLICHER, WEICHER, BREIIGER bis KÖRNIGER STUHL
(Muttermilchstuhl)
Ab dem 4. Tag p.p. kommt es zur stetigen Gewichtszunahme. Das Neugeborene sollte zwischen dem 10.-14. Tag p.p. wieder sein Geburtsgewicht erreicht haben.

Jeder mütterliche Organismus ist individuell und produziert demnach unterschiedlich viel Muttermilch. Dabei kann es vorkommen, dass der Milcheinschuss später als üblich eintritt. Besonders nach **Kaiserschnittentbindungen** ist die Wahrscheinlichkeit höher, dass der Milcheinschuss erst am 5.–10. Tag p.p. eintritt. Falls eine Mutter per Kaiserschnitt entbindet, ist dies eine wichtige Information, die vom betreuenden Team weiterkommuniziert werden sollte, um sie beim Stillen emotional zu unterstützen. Des Weiteren kann der Milcheinschuss durch regelmäßiges Anlegen, Ausmassieren oder Abpumpen gefördert werden. Abhängig von den Bedürfnissen des Kindes kann es öfter an die mütterliche Brust angelegt bzw. kann zwischendurch abgepumpt werden. Wichtig ist dabei, dass die mütterliche Brust Erholungsphasen hat und die Brustwarzen, der Warzenvorhof (*Areola*) und die umliegende Haut auf diese Weise die Gelegenheit haben, sich zu regenerieren und widerstandsfähiger zu werden.

Ebenso besteht die Möglichkeit, dass die mütterliche Brust mehr Milch produziert, als das Neugeborene anfänglich trinken kann. Die überschüssige Milch kann in Flaschen aufgefangen, gekühlt oder eingefroren werden, um sie zu einem späteren Zeitpunkt an das Kind zu verfüttern. Üblicherweise reguliert der mütterliche Organismus die Milchproduktion nach einigen Tagen und passt sich den Bedürfnissen des Neugeborenen an.

Anlegen und Stilldauer

Die WHO empfiehlt ein erstes Anlegen des Neugeborenen an die mütterliche Brust in den ersten **1–2 Stunden nach der Geburt** (WHO[5], 2017). Unmittelbar nach der Geburt, wenn das Kind wach und aufmerksam ist, wird es erstmals angelegt. Je früher das Neugeborene nach der Geburt angelegt wird, umso förderlicher ist dies nicht nur für den Beziehungsaufbau zwischen Mutter und Kind, sondern auch für die Anpassungsvorgänge des mütterlichen und des kindlichen Organismus. Die **Benefits des frühen Anlegens** werden in einigen Studien beschrieben. In einer systematischen Übersichtsstudie wurde die protektive Eigenschaft des frühen Anlegens in Bezug auf die Säuglingssterblichkeit untersucht. Bei Neugeborenen, die 2–23 Stunden nach der Geburt angelegt wurden, stieg das Risiko der Säuglingssterblichkeit gegenüber dem Anlegen in den ersten 2 Stunden nach der Geburt um 33,3 %. Dabei steigt das Risiko auf das 2,19-Fache an, wenn das Stillen erst 24 Stunden nach der Geburt oder später initiiert wird (vgl. Smith et al., 2017). Die Inhaltsstoffe der Muttermilch unterstützen die Reifung des Darms und schützen durch ihre immunologischen Faktoren Darmschleimhaut und Immunsystem (vgl. Duggan et al., 2016). Eine in St. Petersburg durchgeführte Studie untersuchte die Milchsekretion (Laktation) bei erst- und mehrgebärenden Frauen und zeigte eine gesteigerte Milchproduktion, wenn das Stillen 1–2 Stunden nach der Geburt initiiert wurde. Außerdem zeigte sich, dass Neugeborene, die früh angelegt wurden, bereits am 4. postpartalen Tag signifikant größere Milchmengen zu sich nahmen als jene, die nicht früh angelegt wurden (vgl. Bystrova et al., 2007). Der frühe Haut-zu-Haut-Kontakt von Mutter und Kind durch das Anlegen unterstützt die Thermoregulation des Kindes und reduziert das Risiko postnataler Komplikationen wie Sepsis oder Pneumonien durch Stabilisierung der Körpertemperatur und Stärkung des Immunsystems (vgl. Edmund et al., 2006; Christensson et al., 1998). Frühes und häufiges Anlegen begünstigt auch die Ausschüttung von Oxytocin und bewirkt neben der Laktation die Kontraktion der Gebärmutter, was die Blutstillung durch den Geburtsvorgang begünstigt, das Risiko vaginaler Nachblutungen senkt und uterine Rückbildungsprozesse unterstützt (vgl. Sobhy/Mohame, 2004).

Das betreuende Team hilft der Mutter beim erstmaligen Anlegen des Kindes und beobachtet die erste Stillmahlzeit. Es bespricht mit der Mutter, welche Positionen beim Stillen eingenommen werden können, was beim

Anlegen des Kindes beachtet werden soll, wie sie das Kind beim Suchen der Brustwarze unterstützen und durch faziorale Stimulation zum Saugen motivieren kann.

Adoptivstillen (induzierte Laktation)

Auch für Adoptivmütter besteht die Möglichkeit des Stillens. Das betreuende Team erhebt das Interesse für das sogenannte Adoptivstillen, das sowohl für Frauen, die bereits geboren haben, als auch für Frauen, die noch nicht geboren haben, möglich ist. Die Vorbereitung der Brust ist essenzieller Teil des erfolgreichen Adoptivstillens und kann mittels nicht-pharmakologischer und pharmakologischer Maßnahmen antizipiert werden.

Nicht-pharmakologische Maßnahmen umfassen:

- manuelle Stimulation der Brust
- Saugen des Kindes an der mütterlichen Brust
- Abpumpen
- Förderung der Mutter-Kind-Bindung

Die Stimulation kann durch regelmäßige Massage der Brustwarze (manuell oder mittels Milchpumpe) bzw. Anlegen des Kindes erreicht werden. Empfohlen wird eine Regelmäßigkeit von 4- bis 10-mal pro Tag (darunter auch nachts) für jeweils 10–20 Minuten pro Brust. Um das Saugen des Kindes zu unterstützen, können Brusternährungssets (BES) eingesetzt werden, die die Milchsekretion während des kindlichen Saugens simulieren sollen. Die Wahrscheinlichkeit für die Milchproduktion ist bei Müttern, die bereits geboren oder gestillt haben, höher als bei Müttern, die noch keine Schwangerschafts- bzw. Stillanamnese haben. Zurückzuführen ist dieser Vorteil auf die **Gedächtnisfunktion der Brustzellen**, deren DNS während der Schwangerschaft eine Veränderung durchläuft und sich so auf die Laktation vorbereitet (vgl. Carzola-Ortiz et al., 2020).

Pharmakologische Maßnahmen umfassen die Einnahme verschiedener Hormone. Es können Kombinationstherapeutika aus Östrogen und Progesteron hinzugezogen werden, die im mütterlichen Körper eine Schwangerschaft simulieren und so das Brustgewebe auf die Laktogenese vorbereiten. Allerdings muss die Hormontherapie zeitgerecht vor Stillbeginn beendet werden, da die Hormone zwar das Brustgewebe verändern und auf die Laktogenese vorbereiten, die Laktation selbst jedoch hemmen. Daher ist es notwendig, nach Beendigung der Hormontherapie nicht-pharmakologische Maßnahmen anzuschließen, um die Laktation zu stimulieren.

Eine weitere Möglichkeit ist die Einnahme von Oxytocin. Studien belegen den positiven Einfluss der Applikation von intranasalem Oxytocin zur Stimulation der Laktation in Kombination mit nicht-pharmakologischen Maßnahmen (vgl. Da Rocha et al., 2014; Hawke et al., 2005; Cheales-Siebenaler, 1999; Auerbach/Avery, 1981).

Die Einnahme von Galaktagoga kann ebenfalls dazu beitragen, dass die Produktion von Prolaktin erhöht wird, eines der Hormone, welches die Laktation stimuliert. Dabei können synthetische Galaktagoga (Dopaminantagonisten) oder Kräutersupplemente (u. a. Moringa, Zimt, Mariendistel, Bockshornklee) herangezogen werden. (Vgl. Carzola-Ortiz et al., 2020; Flores-Antón et al., 2017)

Die Einnahme von Hormonen und Galaktagoga geht mit möglichen unerwünschten Wirkungen einher:

- Magenbeschwerden
- Mundtrockenheit
- Hypoglykämie
- Schwindel
- Dyspnoe
- übelriechender Harn

- vermehrte Schweißsekretion
- Bradykinesien (Verlangsamung der Willkürmotorik)
- Tremor
- Lethargie
- Müdigkeit
- herabgesetzte Libido
- Depressionen

(vgl. McGuire, 2018; Bazzano et al., 2016)

In jedem Fall sind die nicht-pharmakologischen Maßnahmen den pharmakologischen vorzuziehen. Der Erfolg des Adoptivstillens ist nicht durch das Ausmaß der Laktation (Menge und Dauer) definiert, sondern vielmehr durch die Zufriedenheit der Mutter in Bezug auf das Stillen (Stillerfolg). Um das Gefühl des Stillerfolges zu unterstützen, ist es wichtig, dass das betreuende Team wie auch die Bezugspersonen das Adoptivstillen unterstützen und die Mutter im Prozess der induzierten Laktation begleiten. Eine besondere Rolle wird dabei dem betreuenden Team zugesprochen, das die Mutter zu geeigneten nicht-pharmakologischen Maßnahmen zum Adoptivstillen und alternativen Still- und Fütterungsmethoden anleitet, einschult und berät (vgl. Carzola-Ortiz et al., 2020). Die Motivation ist eine der größten Determinanten im Adoptivstillen. Ebenso haben der Zeitpunkt der ersten Begegnung mit dem Kind, der frühzeitige Bindungsaufbau durch engen Hautkontakt und ausreichend Zeit und Rückzugsmöglichkeiten mit dem Adoptivkind einen erheblichen Einfluss auf den Stillerfolg. Das Alter des Kindes und der Zeitpunkt der Stillanbahnung durch die Adoptivmutter sind weitere Faktoren, die den Stillerfolg beeinflussen können. Je früher (unter acht Wochen p.p.) die Kinder an das Stillen herangeführt werden, desto besser wird die mütterliche Brust akzeptiert (vgl. Lakhar, 2000; Auerbach/Avery, 1981). Wird das Adoptivkind vor dem Adoptivstillen vorwiegend mit der Flasche gefüttert, könnte dies dazu führen, dass die mütterliche Brust schlechter angenommen wird, was den Einsatz alternativer Fütterungsmethoden notwendig macht (vgl. Banapurmath et al., 1993).

Auch wenn viele Studien darauf hinweisen, dass eine adäquate Stillanbahnung zum Stillerfolg führen kann, so ist das Thema der induzierten Laktation noch nicht ausreichend beforscht. Viele der bereits existierenden Studien sind Fallbeschreibungen, die kein standardisiertes Schema zur induzierten Laktation vorgeben. Besonders im Hinblick auf pharmakologische Maßnahmen sind weitere Studien zur Untersuchung von beispielsweise unerwünschten Wirkungen der Glakatagoga, der Kräutersupplemente oder etwa ein standardisiertes Schema notwendig (vgl. Carzola-Ortiz et al., 2020).

Gedächtnisfunktion der Brustzelle

In der Studie von Dos Santos et al. (2015) konnten epigenetische Veränderungen an den Brustzellen von schwangeren Mäusen entdeckt werden, die bei erneuter Schwangerschaft dazu beitrugen, dass die Laktation dieser Mäuse schneller eintrat als die der Mäuse, die zum ersten Mal schwanger waren. Diese epigenetischen Veränderungen blieben über die Schwangerschaft hinaus erhalten und begünstigten die Relaktation bei Folgeschwangerschaften (vgl. Dos Santos et al., 2015).

Stillpositionen

Während der Stillmahlzeiten können verschiedene Positionen eingenommen werden:

- Wiegehaltung
- Seitenlage
- Querlage
- Footballhaltung

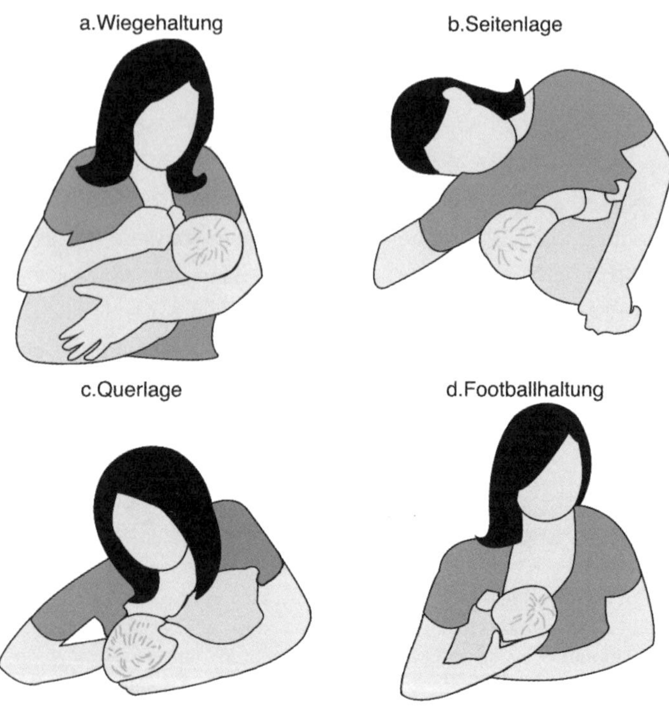

Abbildung 3: Mögliche Stillpositionen

Bei der **Wiegehaltung** (Abb. 3a) wird der kindliche Kopf durch den mütterlichen Unterarm gestützt und liegt nahezu in der Ellenbeuge. Der restliche Unterarm stützt den kindlichen Körper. Die andere Hand fasst die Brust im C-Griff und führt sie zum kindlichen Mund.

Bei der **Seitenlage** (Abb. 3b) liegt die Mutter im Bett. Dabei streckt sie den unteren Arm aus. Der obere Arm stützt den Rücken des Kindes. In der Seitenlage wird das Kind so positioniert, dass es die mütterliche Brust mit dem Mund fassen kann.

In **Querlage** (Abb. 3c) wird das Kind quer über den Bauch der Mutter gelegt und mit dem Arm der Mutter unterstützt. Der kindliche Kopf wird mit der mütterlichen Hand gestützt und zur Brust geführt. Der C-Griff wird vom Arm derselben Seite durchgeführt und bietet dem Kind die Brust an.

Die **Footballhaltung** (Abb. 3d) wird für Stillmahlzeiten nach einer Kaiserschnittentbindung empfohlen, wenn der mütterliche Bauch durch den operativen Eingriff noch druckempfindlich ist. Der Körper des Kindes wird vom Arm derselben Seite gehalten. Der Kindskopf wird mit der Hand gestützt und zur Brust geführt. Die Position des Kindes gleicht dem Halten eines Footballs. Sie eignet sich ebenso für Mütter mit großen Brüsten oder bei Stillmahlzeiten mit Mehrlingen.

Je nach Wohlbefinden der Mutter und des Kindes sind auch andere Positionen möglich.

Eine bequeme Position für Mutter und Kind stellt eine wichtige Grundlage für ein positives Stillerlebnis dar. Dabei können diverse Positionierungsbehelfe (Stillkissen, Kopfpolster, Decken) verwendet werden, wobei das Kind in die Neutralstellung (das Rückgrat befindet sich in physiologischer Position) gebracht wird. Die Mutter achtet darauf, dass der kindliche Kopf gestützt wird. Die Hände des Neugeborenen werden stets so positioniert, dass sie die mütterliche Brust fassen können.

Nachdem eine angenehme Position gefunden wurde, aktiviert die Mutter das Kind durch fazioorale Stimulation. Die Stimuli motivieren das Kind, den Mund weit zu öffnen, um die mütterliche Brust zu fassen.

Fazioorale Stimuli:

- Kontakt der Brust mit dem Kindsmund herstellen
- Wange in Richtung Mundwinkel streicheln
- entlang des Rückens streicheln

- sanften Druck auf die Handinnenfläche des Kindes ausüben
- sanftes Streicheln der Fußsohlen
- Muttermilch in die Nähe des Mundwinkels bzw. in den Mund tropfen

Zusätzlich unterstützt die Mutter das Kind beim Anlegen, indem sie mittels **C-Griff** ihre Brust komprimiert und diese an den kindlichen Mund führt. Beim C-Griff bilden Zeigefinger und Daumen den Buchstaben „C", wobei der Zeigefinger den unteren Teil und der Daumen den oberen Teil der Brust fasst. Beim Anlegen muss darauf geachtet werden, dass das Kind den Mund **maximal geöffnet** hat und die gesamte Brustwarze und den Warzenvorhof mit dem Mund umschließt. So wird sichergestellt, dass die Brustwarze in der **hinteren Mundhöhle** des Kindes **bis zum weichen Gaumen** reicht und so vor Falschbeanspruchung durch den Saugakt geschützt ist. Reicht die Brustwarze in den vorderen Mundhöhlenbereich nur bis zum harten Gaumen, führen die rhythmischen Saugbewegungen zu Irritationen der Brustwarze wie Mikroverletzungen und Überempfindlichkeit. Sobald das Neugeborene auf die fazioorale Stimulation reagiert und die mütterliche Brust auf seinen Lippen spürt, öffnet es reflektorisch seinen Mund. Es umschließt dabei die Brustwarze und den Warzenvorhof. Mittels rhythmischer Bewegungen fängt das Kind an zu saugen, und in der Mundhöhle entsteht ein Unterdruck, der die Milchsekretion anregt. Das Neugeborene alterniert Saugen und Atmen. Während des Saugens fasst das Kind die mütterliche Brust mit den Händen und komprimiert sie zeitweise („melken").

Der optimale Zeitpunkt für eine Stillmahlzeit ist gegeben, wenn das Neugeborene wach ist und Hungerzeichen zeigt. Das Kind wacht in regelmäßigen Abständen auf (etwa alle 3–4 Stunden), um die nächste Mahlzeit zu sich zu nehmen. Dabei ist es wichtig, dass das betreuende Personal die Mutter über die Hungerzeichen des Kindes aufklärt, um sie im Prozess des Kennenlernens zu unterstützen und die Bedürfnisse des Kindes wahrnehmen zu lehren.

Hungerzeichen:

- saugende Bewegungen
- Saugen oder Schlecken des Kindes an den Fingern
- geballte Hände
- Herausstrecken der Zunge
- Schmatzen
- rasche Hin-und-Her-Bewegungen des Kopfes („Suchreflex")
- allgemeine Unruhe und Weinen (uneindeutige Hungerzeichen)

Ist Stillen in den ersten 1–2 Stunden nach der Geburt nicht möglich, so wird die Mutter dazu ermutigt, Milchproduktion (Laktogenese) und **Laktation zu unterstützen**, indem sie ihre Brust ausmassiert und die Milch in einem Behältnis auffängt. Die aufgefangene Milch kann anschließend direkt oder zu einem späteren Zeitpunkt an das Neugeborene verfüttert werden. Das betreuende Personal schult die Mutter günstigenfalls bereits vor der Geburt in Bezug auf die Brustmassage. Präpartale **Brustmassagen** zur Anregung der Laktogenese können zu präpartaler Laktation führen. Die ausgeschiedene Milch kann bei Einhaltung der hygienischen Maßnahmen aufgefangen und aufbewahrt werden, um sie postpartal ebenfalls an das Neugeborene zu verfüttern.

Brustmassage:

- Fassen der Brust im C-Griff
- Drücken der Brust in Richtung Brustwand (Milch wird von den Milchdrüsen in die Milchgänge geleitet)
- Komprimieren der Brust mit Daumen und Zeigefinger (Milch wird von den Milchgängen über die Brustwarze ausgeschieden)
- Nachlassen der Kompression durch Daumen und Zeigefinger

Die Kompression der Brust imitiert den Saugakt des Neugeborenen und führt in weiterer Folge zur Ausschüttung von Oxytocin, das gemeinsam mit dem Prolaktin für Laktogenese und Laktation zuständig ist.

Wenn die Mutter nicht in der Lage ist, die Brustmassage selbst durchzuführen, können Laktogenese und Laktation alternativ durch eine Milchpumpe angeregt werden. Das betreuende Personal informiert die Mutter über die sachgemäße Handhabung der Milchpumpe unter Beachtung der hygienischen Maßnahmen zur Infektionsprävention.

Die Trinkdauer pro Stillmahlzeit orientiert sich am Trinkverhalten des Neugeborenen. Es sollte darauf geachtet werden, dass das Kind so lange saugt, bis die Brust **komplett geleert** wurde, um sicherzustellen, dass es sowohl die laktosereiche, durstlöschende Vordermilch als auch die lipidreiche, hungerstillende Hintermilch getrunken hat. Das Kind wird bei jeder Stillmahlzeit an beide Brüste angelegt, wobei die Brust, an der das Stillen beginnt, jeweils wechselt. Legt die Mutter das Kind im Rahmen einer Stillmahlzeit zunächst an die rechte Brust an, so beginnt sie bei der darauffolgende Stillmahlzeit mit der linken Brust. So wird eine gleichmäßige Entleerung beider Brüste zu verschiedenen Stillmahlzeiten gewährleistet. Das Zeitintervall, nach dem das Kind zur anderen Brust wechseln soll, ist abhängig vom Trinkverhalten des Kindes und der produzierten Milchmenge der jeweiligen Brust. Um den Unterdruck, der durch das Saugen des Kindes in der Mundhöhle entsteht, schonend zu lösen, fährt die Mutter mit ihrem kleinen Finger über den Mundwinkel in die Mundhöhle des Kindes. Die Öffnung, die dadurch entsteht, gleicht den Druck aus und das Kind lässt reflektorisch von der Brust ab. Das Neugeborene kann nun an die andere Brust angelegt werden.

Wenn der Milcheinschuss erfolgt ist, sollte das Neugeborene beim sogenannten **„Self-demand feeding“** („ad libitum“) selbst Zeitpunkt und Nahrungsmenge bestimmen, wodurch die natürlichen Bedürfnisse besser berücksichtigt werden. Es wird beobachtet, ob das Neugeborene mit dem „Ad libitum“-Prinzip gut gedeiht oder ob zusätzliche Stillmahlzeiten benötigt werden, falls das Kind mehr als 10 % des ursprünglichen Geburtsgewichts abnimmt bzw. einen höheren Energieverbrauch aufweist.

Das Abwiegen der Trinkmenge ist sehr ungenau, kann allerdings zur Orientierung herangezogen werden, um zu überprüfen, wie viel Milch das Neugeborene pro Stillmahlzeit einnimmt. Dabei wiegt die Mutter das Neugeborene vor der Stillmahlzeit (nach dem Windelwechsel) und nach der Mahlzeit. Trinkwiegungen sind aber erst aussagekräftig, sobald der Milcheinschuss erfolgt ist. Es besteht allerdings das Risiko, dass sich der Fokus der Mütter durch Ängste und Unsicherheiten auf die Stillwiegungen richtet. Wichtig ist, die Mutter darüber zu informieren, dass diese Stillwiegungen kaum aussagekräftig sind und dass der Fokus auf das Trinkverhalten, den Stillvorgang und das Gedeihen des Kindes gelegt werden soll.

Aufstoßen und Flatulenzen

Nach der jeder Mahlzeit ist es notwendig, das Kind beim Aufstoßen zu unterstützen. Das Aufstoßen ist wichtig, um Spucken oder Erbrechen entgegenzuwirken; außerdem vermindert das Aufstoßen auch Bauchschmerzen, weil das Drücken von verschluckter Luft im Verdauungstrakt vermindert wird.

Beim Aufstoßen nimmt die Mutter das Kind an ihre Schulter und klopft behutsam auf den Rücken des Neugeborenen. In der Regel stößt es nach wenigen Minuten mehrmals auf; die Mutter sollte darauf achten, dass es mindestens einmal aufstößt.

Stößt das Kind jedoch nicht auf, kann es zusätzlich unterstützt werden, indem der Oberkörper höher positioniert wird. Luft ist leichter als Milch und steigt daher auf. Es kann sein, dass das Neugeborene im Schlaf nicht aufgestoßene Luft ablässt.

Wird das Kind beim Aufstoßen nicht unterstützt, kann es an **Bauchschmerzen oder Blähungen** leiden. Dies äußert das Kind, indem es

- quengelig und weinerlich wird
- nicht zu beruhigen ist
- beim Hochnehmen ruhiger wird
- beim Hinlegen unruhiger wird
- Blähungen hat
- den Bauch anspannt und presst („Luft ablassen will")

Hat das Kind bereits Flatulenzen, kann es unterstützt werden, indem seine Beine angezogen und kleine, kreisende Bewegungen im Uhrzeigersinn oder eine leichte Bauchmassage (z. B. nach Leboyer) durchgeführt werden.

Die Applikation von lokaler Wärme auf dem Bauch (z. B. Kirschkernkissen) oder ein warmes Bad können ebenfalls helfen. Bei Wärmeanwendungen muss unbedingt die Temperatur des Mediums beachtet werden (Gefahr von Verbrennungen!).

Des Weiteren besteht die Möglichkeit, dem Kind kleine Mengen Fencheltee oder entblähende Wirkstoffe wie Simeticon (Antiflat®) zu verabreichen. Die Gabe von zusätzlicher Flüssigkeit gegen Flatulenzen muss bei ausschließlichem Stillen in jedem Fall mit der Mutter besprochen werden. Zudem können rektal Kümmelsuppositorien eingeführt werden. Das Einführen von Suppositorien kann den Drang zu pressen auslösen. Damit Suppositorien vom Darm aufgenommen werden können, sollten diese nach dem Einführen wenige Sekunden gehalten werden.

Wirkt das Kind jedoch aufgebläht, kann es keine Luft ablassen und lässt es sich trotz unterstützender Maßnahmen nicht beruhigen, kann das betreuende Personal auch ein Darmrohr einführen, um Verkrampfungen zu lösen und das Kind beim Ablassen zu unterstützen. Diese Maßnahmen sollten jedoch unbedingt vom betreuenden Personal oder unter Aufsicht des klinischen Personals durchgeführt werden, da das Einführen von Darmrohren Verletzungen an der Darmschleimhaut verursachen kann. Der Einsatz von Darmrohren sollte die letzte manuelle Option sein.

Ernährung der Mutter während der Stillzeit

Die Ernährung der Mutter hat großen Einfluss darauf, welche Stoffe von ihr an das Neugeborene weitergegeben werden. Wie die Mutter sich ernährt, hat keinen wesentlichen Einfluss auf die grundlegende Zusammensetzung der Milch. Es gibt allerdings Nahrungsmittel, deren Stoffe in die Milch übergehen und so auf das Neugeborene übertragen werden. Geschmack wird dem Neugeborenen bereits während der Schwangerschaft und schließlich durch die Muttermilch vermittelt, wodurch es zu Vorlieben animiert wird. Diese Tatsache bietet die Grundlage für kultur- und ethnienbezogene Lebensmittelvorlieben.

Eine **ausgewogene, breitgefächerte Ernährung** ist ausschlaggebend, um dem Kind die Nährstoffe zu verabreichen, die es braucht. Ist die Ernährung einseitig, entnimmt der Körper während der Laktogenese Nährstoffe aus den körpereigenen Reserven, was auf längere Sicht zu einem Nährstoffmangel im mütterlichen Organismus führt. Es dauert in etwa 2–6 Stunden, bis die eingenommenen Nährstoffe in die Muttermilch übergehen. Einige Lebensmittel verändern Geschmack, Geruch und Farbe der Muttermilch und haben sogar einen Einfluss auf die Farbe des kindlichen Urins. So können beispielsweise Algenpräparate und Seetang die Milch grünlich verfärben. Trinkt die Mutter Orangenlimonade, kann es sein, dass die Muttermilch und der kindliche Urin leicht rosa verfärbt sind.

Manche Lebensmittel werden mit bestimmten infantilen Reaktionen wie Blähungen, Koliken, Hautirritationen (besonders im Windelbereich) bis hin zur allergischen Sensibilisierung assoziiert. Die Reaktionen sind dabei sehr individuell. Es sollte daher auf jeden Fall beobachtet werden, wie das

Neugeborene auf die Muttermilch in Bezug auf die Lebensmitteleinnahme der Mutter reagiert (vgl. Murkoff et al., 2003). Empfehlenswert ist, ein Lebensmittel pro Tag auszutesten. Gibt es einen Hinweis auf eine infantile Unverträglichkeit, kann die Mutter das Nahrungsmittel absetzen und beobachten, ob diese Unverträglichkeit weiterbesteht (vgl. Laue, 2008). Hilfreich ist es für die Mutter, ein Lebensmitteltagebuch zu führen und zu dokumentieren, welche Reaktionen das Neugeborene zeigt, damit sie ihre Ernährung nicht nur an ihre, sondern auch an die kindlichen Unverträglichkeiten anpasst. Es gibt allerdings Substanzen, die während der Stillperiode entweder gänzlich gemieden oder nur in reduzierter Menge aufgenommen werden sollten. Dazu zählen Nikotin, Alkohol, Koffein, Kräuter (siehe unten) und Chemikalien wie etwa Zusatzstoffe in Lebensmitteln.

Rauchenden Frauen wird bereits während der Schwangerschaft empfohlen, die Menge an Zigaretten, die sie täglich rauchen, sukzessive zu reduzieren und zu versuchen, bis zur Geburt zur Gänze mit dem **Rauchen** aufzuhören. Gelingt dies nicht, so wird empfohlen, die Anzahl der täglichen Zigaretten so gering zu halten, wie es für die Mutter möglich ist. Kinder, deren Mütter starke Raucherinnen sind, sind meistens wachstumsretardiert und haben ein erhöhtes Risiko, an SIDS zu versterben. Zudem sind sie anfälliger für Atemwegserkrankungen und -beschwerden wie Asthma, Pneumonien und Bronchitiden sowie Herz- und Gefäßerkrankungen. Darüber hinaus hemmt Rauchen die Laktogenese.

Auf **Alkohol** sollte in der Stillperiode wie auch während der Schwangerschaft entweder gänzlich verzichtet werden oder er sollte nur unmittelbar nach einer Stillmahlzeit konsumiert werden. Untersuchungen haben gezeigt, dass Alkohol bereits eine Stunde nach Konsum in der Muttermilch nachzuweisen ist und in großen Mengen beim Neugeborenen Bewusstseinsbeeinträchtigungen wie Benommenheit bis hin zu soporösen Zuständen, Atembeeinträchtigungen, Schwitzen, Trinkschwäche und auch Wachstumsverzögerungen auslösen und die Laktation hemmen kann (vgl. Cobo, 1973; Little et al., 1989). Wenn die Mutter von Alkohol gar nicht absehen kann, so wird empfohlen, ihn unmittelbar nach einer Stillmahlzeit zu konsumieren, damit er bis zur nächsten Stillmahlzeit weitestgehend verstoffwechselt werden kann. Während einer Alkoholintoxikation soll die Mutter dem Kind keine Stillmahlzeit anbieten, da die damit einhergehende Bewusstseinsbeeinträchtigung die Reaktionsfähigkeit beeinflusst und somit eine Kindesgefährdung gegeben ist. Kommt es zur Laktation, soll die ausgeschiedene Milch verworfen werden.

Koffein kann in Neugeborenen Unruhe, Schlaflosigkeit und Übererregbarkeit auslösen, wenn es in großen Mengen verzehrt wird. Wie Alkohol ist Koffein bereits nach einer Stunde in der Muttermilch nachzuweisen. Empfohlen werden höchstens 3–5 Tassen (maximal 300 mg) über den Tag verteilt, und dies unmittelbar nach einer Stillmahlzeit (vgl. Laue, 2008).

Wie Medikamente haben auch **Kräuter** eine Wirkung. Daher wird Müttern von einem übermäßigen Konsum von Kräutern und Kräutermischungen als Tees oder in Mahlzeiten abgeraten. Der Effekt vieler Kräuter ist beim derzeitigen Stand der Wissenschaft noch wenig erforscht. Es gibt auch Kräuter, die einen hemmenden Einfluss auf die Laktogenese haben und von denen daher während der Stillperiode abgeraten wird, wie Salbei und Pfefferminze (sofern die Laktogenese nicht bewusst gehemmt werden soll) (vgl. Murkoff et al., 2003; Laue, 2008).

Brustpflege

Eine adäquate Brustpflege während der Stillperiode ist wichtig, um nicht nur die Mamillen und die Areolen geschmeidig zu halten und vor Irritationen zu schützen, sondern auch um potenzielle Keime am Eindringen in die Milchgänge zu hindern. Zudem sondert der Warzenvorhof einen Film ab, der vor Austrocknung und Abschuppung schützen soll. Es ist nicht notwendig, besondere Pflegeprodukte zu verwenden. Hat die Mutter keinerlei Beschwerden, ist es vollkommen ausreichend, die Brüste einmal täglich mit lauwarmem Wasser zu reinigen. Für die Brustpflege eignet sich die eigene, nährstoffreiche **Muttermilch**. Der darin enthaltene Milchzucker wirkt entzündungshemmend. Die Mutter massiert dazu wenige Tropfen ihrer Milch in die Mamillen und Areolen ein. Der **Speichel des Neugeborenen** beinhaltet Immunglobuline, die ebenso entzündungshemmend wirken (vgl. Schewior-Popp, 2012). Übermäßige Scher- und Reibkräfte sollen allerdings vermieden werden, um die Brust nicht zusätzlich zu irritieren und den natürlichen Schutzfilm nicht zu entfernen. Das Neugeborene nimmt die Mutter vorwiegend über die vom Körper ausgeschiedenen Pheromone wahr. Stark parfümierte Pflegeprodukte überdecken den mütterlichen Geruch und sollen daher vermieden werden. Bei Komplikationen wie fieberhaftem Milchstau oder Mastitis soll die Brustpflege besonders sorgfältig durchgeführt werden.

Auf irritierte und rissige Brustwarzen können zusätzlich paraffinfreie, hypoallergene **Wollfettpräparate** in Form von Salben oder Cremen aufgetragen werden (vgl. Schlatter, 2013). Zusätzlich zur Brustpflege ist es für die Mutter besonders wichtig, das Anlegen richtig durchzuführen. Rissige und wunde Brustwarzen entstehen infolge von falscher Belastung während des Saugens vorwiegend durch inadäquates Anlegen. Eine korrekte Einschulung und Anleitung durch das betreuende Team ist daher wertvoll und trägt zur Prävention von Komplikationen bei.

Stillprobleme

Besonders am Anfang der Stillperiode können Herausforderungen auftauchen, bei denen Mutter und Neugeborenes Begleitung durch kompetentes Personal benötigen.

Brustwarzenformen

Die Anatomie der Brust sowie Form und Beschaffenheit der Brustwarzen und des Brustwarzenvorhofs sind von Frau zu Frau verschieden. Die anatomische Voraussetzung für das Stillen ist das Vorhandensein von Milchdrüsengewebe und Milchgängen, die die Laktation ermöglichen. Somit ist Stillen mit sämtlichen Brustwarzenformen möglich. Flach-, Schlupf- oder Hohlwarzen können das Anlegen für Mutter und Kind erschweren. Es bedarf entsprechender Anlegetechniken, um das Stillen zu ermöglichen. **Flachwarzen** sind Brustwarzen, die sich auch nach Stimulation auf der gleichen Ebene befinden wie der Brustwarzenvorhof. **Schlupf- oder Hohlwarzen** sind leicht nach innen gewölbt und befinden sich unter dem Niveau des Brustwarzenvorhofs. Durch eine geringere Anzahl an vorhandenen Milchgängen, die dazu noch verkürzt sein können, werden die Warzen in das umliegende Gewebe gezogen und es entsteht dort eine Vertiefung, wo eigentlich Brustwarzen vorhanden sein sollten (vgl. Reuter, 2004).

Um zu ermitteln, ob es sich um Hohl- oder Flachwarzen handelt, drückt die Mutter den Warzenhof 2–3 cm gegen die Brustwand (Pinch-Test). Tritt die Brustwarze hervor, handelt es sich um eine Flachwarze; wölbt sich die Brustwarze weiter unter das Niveau des Brustwarzenvorhofs, handelt es sich mit großer Wahrscheinlichkeit um eine Hohlwarze (vgl. Laue, 2008).

Bei Flach- oder Schlupfwarzen kann man die Brustwarze mittels Pinch-Test, einer Niplette oder einer Handpumpe für die Stillmahlzeit vorbereiten. Bereits während der Schwangerschaft (ab dem 7. Monat) können Brustwarzenformer auf die Brust gelegt werden, sofern die schwangere Frau nicht zu frühzeitigen Wehen neigt. Eine zurückgelehnte Stillposition (halb sitzend) kann das Anlegen für das Neugeborene erleichtern (vgl. Wilson-Clay/Hoover, 2017).

Unter Umständen kann der erste Stillerfolg später eintreten als von der Mutter erhofft. Motivierende Gespräche durch das betreuende Personal unterstützen Mutter und Kind dabei, das Anlegen bei Flach-, Schlupf- und Hohlwarzen mit viel Zeit und Geduld zu üben. Anfänglich sollte auf andere Stillhilfen wie Stillhütchen, Flaschensauger oder Schnuller verzichtet werden, weil das übergeordnete Ziel darin besteht, mit Flach-, Schlupf- und Hohlwarzen zurechtzukommen, um ausschließliches Stillen ohne Stillhilfen zu ermöglichen. Das wichtigste Gebot ist, dass Mutter und Kind gemeinsam jene Techniken im Umgang mit Flach-, Schlupf- oder Hohlwarzen finden, mit denen das (adäquate) Anlegen funktioniert.

Schmerzende, wunde und blutende Brustwarzen

Durch inadäquates oder zu langes und zu häufiges Anlegen kann die Brust irritiert und überbeansprucht werden, was auf längere Sicht zu wunden Brustwarzen führen kann.

Symptome:

- Rhagaden
- Fissuren
- Hautabschürfungen
- Entzündungszeichen an Mamille und/oder Areola
- helle oder dunkle Flecken auf der Mamille
- Schorfbildung
  (vgl. Gunther, 1945; Livingstone, 1997)

In der Regel heilen wunde Brustwarzen schnell ab. Um den Brustwarzen ausgeprägte Erholungsphasen zu bieten, kann das Kind zunächst an der weniger empfindlichen Seite angelegt werden. Kurzzeitige Stillintervalle an der irritierten, wunden Brust, häufiger Wechsel der Stillposition mit anschließender Exposition an der Luft sowie Einziehenlassen des kindlichen Speichels und der eigenen Muttermilch unterstützen die Brustwarze im Erholungsprozess.

Abgesehen von regelmäßiger Brustpflege können bei wunden oder blutenden Brustwarzen **Stillhütchen** Abhilfe schaffen. Die korrekte Handhabung und die Wahl der richtigen Hütchengröße bedarf der Einschulung durch das betreuende Personal. Es sollte darauf geachtet werden, dass das Neugeborene so angelegt wird wie ohne Stillhütchen. Stillhütchen sollten allerdings nur im äußersten Fall verwendet werden, da ihre unkorrekte oder übermäßige Verwendung die Brust wunder machen oder zu einer Saugverwirrung des Neugeborenen führen kann (vgl. Schlatter, 2013).

Abhängig vom Ausmaß der Wunde oder der Blutung kann das Kind allerdings weiterhin an die betroffene Brust angelegt werden. Geringe Blutmengen, die mit der Milch getrunken werden, sind unbedenklich. Bei starken Blutungen der Brustwarze sollen Stillmahlzeiten an der betroffenen Brust allerdings übersprungen werden. Die Milch der betroffenen Brust wird entweder ausmassiert oder abgepumpt und anschließend verworfen.

Still- oder Saugverwirrung

Als Still- oder Saugverwirrung wird jener Zustand bezeichnet, in dem das Neugeborene nach Einsatz von alternativen Saugern (zur Beruhigung oder durch alternative Fütterungsmethoden) die mütterliche Brust schlechter annimmt und das Anlegen unter Umständen erneut lernen muss.

Milchstau (Galaktostase)

Werden während der Stillmahlzeit nicht alle Milchdrüsen gleichermaßen entleert, so staut sich die Milch in den Drüsen (vgl. Reuter, 2004). Bemerkbar wird der Milchstau durch folgende Symptome:

- druckdolente und gehärtete Knoten an der Brust
- leichte Rötung und Überwärmung über den betroffenen Knoten
- kein Fieber (< 38,4 °C)
- guter Allgemeinzustand

- evtl. kleine weiße Bläschen auf der Mamille (vgl. Lawrence/Lawrence, 2011)

Unbehandelt kann ein Milchstau zu Fieber, Schüttelfrost und ausgeprägten Schmerzen bis hin zur **Entzündung (Mastitis)** führen.

Um den Milchstau zu lösen, wird die Mutter dazu angehalten, das Kind während der Stillmahlzeit so anzulegen, dass das Unterkiefer die gehärteten Knoten der Brust berührt. Durch die Saugbewegungen des Kindes werden diese massiert und der Stau löst sich. Wichtig ist, dass das Kind die betroffene Brust gut leert. Häufiger Wechsel der Stillpositionen unterstützt die Entleerung aller Milchdrüsen. Zusätzlich kann die Mutter unter fließend warmem Wasser (z. B. unter der Dusche) die Brust ausmassieren. Vor der Stillmahlzeit kann die Mutter warme Kompressen auf die Brust auflegen, um ihre Durchblutung zu fördern und so die Lösung des Milchstaus zu begünstigen. Nach der Stillmahlzeit können je nach Präferenz der Mutter warme oder kühle Kompressen auf die betroffene Brust aufgelegt werden.

In jedem Fall soll bei einem Milchstau keine Stillpause eingelegt, sondern häufiger angelegt, ausmassiert oder abgepumpt werden.

Mastitis

Eine Entzündung der Brust wird als Mastitis bezeichnet. Da eine Mastitis bei stillenden Müttern oft während der Wochenbettphase auftritt, wird diese auch Mastitis puerperalis (Wochenbettmastitis) genannt. Zusätzlich werden je nach Ursprungsort der Entzündung zwei Formen der Mastitis unterschieden:

- Stauungsmastitis
- interstitielle Mastitis

Bleibt der Milchstau unbehandelt, kann dies schnell zur Entzündung der Milchgänge führen (**Stauungsmastitis**). Geht die Entzündung von aufsteigenden Keimen durch Mikroverletzungen der Brust aus, wird dies als **interstitielle Mastitis** bezeichnet (vgl. Reuter, 2004). Klinisch äußert die Mutter Folgendes:

- Spannungsgefühl in der Brust
- druckdolente und gehärtete Knoten
- Rötung (über den druckdolenten und gehärteten Knoten) und Überwärmung der Brust
- (hohes) Fieber (> 38,4° C)
- Schüttelfrost
- evtl. geschwollene Lymphknoten

Das Behandlungsschema richtet sich nach dem Fortschritt der Mastitis und umfasst zunächst physikalische Maßnahmen. Eine adäquate Brustentleerung ist ausschlaggebend für eine Besserung des Zustands.

Vor dem Stillen:

- Brust ausstreichen oder ausmassieren
- warme Kompressen anlegen

Nach dem Stillen:

- kühlende Kompressen, Quarkwickel oder Kohlblattauflagen machen (vgl. WHO[6], 2000)

Durch aufsteigende Keime (meistens *Staphylococcus aureus*) kann eine Mastitis mit einer Infektion mit Abszessbildung einhergehen und bedarf einer raschen medikamentösen Behandlung. Tritt nach 24 Stunden keine Besserung oder sogar eine Verschlechterung der Symptomatik ein, muss eine medikamentöse Therapie eingeleitet werden. In jedem Fall müssen bei einer diagnostizierten Mastitis Bettruhe und ausgeprägte Erholungszeiten eingehalten werden (vgl. Schewior-Popp et al., 2012).

Die Keime in der Muttermilch sind für das Neugeborene in der Regel unbedenklich. Aufgrund der Infektionsprozesse und einer erhöhten Gefäßdurchlässigkeit enthält die Muttermilch höhere Konzentrationen an Natrium, Immunglobulinen, Chlorid und Cytokinen und eine niedrigere Konzentration an Laktose und Glukose, was einen Einfluss auf den Geschmack der Muttermilch hat (vgl. Fetherston et al., 2006). Lehnt das Neugeborene die Muttermilch (in dieser Zeit) ab, kann sie abgepumpt werden. In jedem Fall sollten während dieser Zeit die physikalischen Maßnahmen regelmäßig durchgeführt werden.

Ist es bereits zur **Abszessbildung** gekommen, ist abhängig von der Lokalisation der Abszesse eine operative Sanierung durch Inzision und Drainage indiziert. In dieser Zeit achtet das betreuende Team darauf, dass der Kontakt zwischen Mutter und Kind vor und nach der Operation gewährleistet bleibt. Präoperativ kann die Mutter im Umfang von einigen Stillmahlzeiten Milch ausmassieren oder abpumpen, da das Stillen aufgrund der intraoperativen Medikation unmittelbar nach der Operation nicht wiederaufgenommen werden kann. Danach kann die Mutter das Kind weiterhin an der nicht betroffenen Brust stillen. Abhängig vom Allgemeinzustand und dem Zustand der Operationswunde kann das Stillen an der betroffenen Seite einige Stunden nach der Operation wieder aufgenommen werden. Die betroffene Brust produziert weiterhin Milch und muss für den Heilungsprozess regelmäßig entleert werden. Falls das Neugeborene die Milch der betroffenen Brust ablehnt, kann diese vorsichtig ausmassiert oder abgepumpt und verworfen werden. Ein später Therapiebeginn, eine Verzögerung des Heilungsprozesses und das etwaige Auftreten von Komplikationen können zu einer Verminderung der Laktogenese führen (vgl. WHO[6], 2000). In diesem Fall kann eine **Relaktation** in die Wege geleitet werden durch:

- Stillberatung und -begleitung der Mutter im Hinblick auf ausschlaggebende Faktoren, die die Laktation stören, Motivation, Minderung der Störfaktoren, die das Anlegen behindern, Entlastungshilfe
- Stimulation von Brust und Mamillen durch regelmäßiges Anlegen an die betroffene Brust und zusätzliche Gabe abgepumpter Muttermilch über ein Brusternährungsset, Ausmassieren oder Abpumpen der Milch sowie regelmäßiger Hautkontakt mit dem Neugeborenen
- Bereitstellung von Stillmahlzeiten, die dem Kind manuell (mittels Löffel oder Becher) eingegeben werden können (Flaschenmahlzeiten sind bei Relaktation kontraindiziert)
- evtl. Gabe von Medikamenten, die die Laktation fördern
(WHO[7], 1998)

Zu viel Muttermilch

Ein Überschuss an Milch (das Angebot ist größer als die Nachfrage des Kindes) kann für die Mutter überfordernd sein. Sobald der Milcheinschuss erfolgt, wird die Brust praller und produziert auch mehr Milch. Es kann einige Tage dauern, bis die Laktogenese sich den Bedürfnissen des Kindes anpasst. In dieser Phase ist das Risiko eines Milchstaus durch inadäquate Entleerung erhöht. Wichtig ist, während dieser Zeit darauf zu achten, dass die Brüste weiterhin gut geleert werden. Die Mutter kann auch dazu angehalten werden, über die Stillmahlzeiten hinaus Milch abzupumpen und aufzubewahren. Im äußersten Fall kann eine Tasse Salbei- oder Pfefferminztee über den Tag verteilt die Laktation der Brust hemmen.

Zu wenig Muttermilch

Falls die Brust nach dem Milcheinschuss wenig Milch produziert oder die Laktogenese während der Stillperiode abnimmt, können folgende Maßnahmen getroffen werden, um die Milchproduktion zu steigern:

- Assessment der Stilltechnik, um inadäquates Anlegen und Stillpositionen zu korrigieren und zu optimieren
- längere Stillmahlzeiten
- häufigeres Anlegen
- mehrmaliges Wechseln der Brust (bilaterale Stimulation zur Laktogenese)
- ausreichende Flüssigkeitszufuhr
- Massage beider Brüste vor und nach dem Stillen
- ausschließliches Stillen (keine zusätzliche Flüssigkeitsgabe) unter Beobachtung des kindlichen Allgemeinzustands
- häufiger Hautkontakt mit dem Neugeborenen
- keine zusätzliche orale Stimulation durch Schnuller oder Stillhütchen (Saugverwirrung)
  (vgl. Schlatter, 2013)

Der Gedanke, das Kind aufgrund von ungenügender Milchproduktion nicht ernähren zu können, kann für die Mutter sehr belastend sein. Stress, ungenügende Erholungszeiten oder strenge Zeitregelungen für Stillmahlzeiten können sich negativ auf die Laktogenese auswirken. Das Ausschalten etwaiger Störfaktoren, die Einfluss auf die Laktogenese haben, bildet neben der psychosozialen Begleitung den Fokus des betreuenden Teams. Zudem können Informations-, Entlastungs- und Motivationsgespräche mit der Mutter, das Stillen weiterhin durchzuführen, hilfreich sein, um dem Gedanken zusätzlicher Flüssigkeitsgabe oder des Abstillens entgegenzuwirken.

Brustsoor

Brustsoor ist eine Pilzinfektion, die vorwiegend durch *Candida albicans* hervorgerufen wird (vgl. Mutschlechner et al., 2016). Klinisch ist Folgendes zu beobachten:

Mütterliche Symptome:

- juckende, brennende Mamillen
- schuppige, rissige, rötlich oder rosa glänzende Haut
- rötlicher Hautausschlag
- Depigmentierung der Areola
- evtl. weiße Beläge oder Blasenbildung
- evtl. Pilzinfektionen an anderen Körperbereichen
- stechender Schmerz in der Brust während oder nach den Stillmahlzeiten, evtl. anhaltend

Kindliche Symptome:

- weiße bis weißgraue Beläge auf Gaumen, Mundschleimhaut und Zunge, die nicht abgewischt werden können
- verändertes Trinkverhalten mit Brustverweigerung
- vermehrtes Ablassen von der Brust während der Stillmahlzeiten
- allgemeine Unruhe, weinerliches Verhalten
- roter Windelausschlag
  (vgl. Mohrbacher, 1993; Mutschlechner et al., 2016; www.stillen-institut.com, 2018)

Die Symptome müssen nicht immer zeitgleich bei Mutter und Kind auftauchen. Allerdings ist es notwendig, beide zu behandeln, um eine Übertragung und Reinfektion zu verhindern.

Neben der lokalen und medikamentösen Behandlung liegt der Fokus auf einer adäquaten Hygiene:

- Händehygiene vor allem nach dem Stillen und Wickeln
- Brustpflege mit warmem Wasser und Muttermilch nach dem Stillen (Muttermilch enthält Immunglobuline)
- Händehygiene beim Kind, falls dieses die Hände oft zum Mund führt

- Gebrauchsgegenstände wie Waschlappen, Handtücher, Stoffwindeln, aber auch Stillhütchen, Stillhilfen, Spielzeug des Neugeborenen und Sauger sollen nach Gebrauch bei mindestens 60 °C gewaschen bzw. für 20 Minuten ausgekocht oder im Vaporisator sterilisiert werden
- häufiges Wechseln der BHs und der Stilleinlagen (Einmalstilleinlagen verwenden)
- häufiges Wickeln (bei Bedarf und nach jeder Mahlzeit) und Windelbereich mit warmem Wasser reinigen (von handelsüblichen Pflegetüchern absehen)
- Genitalbereich des Neugeborenen zeitweise freilegen (in der feucht-warmen Umgebung vermehrt sich Soor)
  (vgl. LLLD e.V., 2012)

Eine Soorinfektion stellt ein relatives Stillhindernis dar. In der Regel kann eine Mutter mit Soorinfektion unter Einhaltung von Therapie und hygienischen Maßnahmen ihr Kind weiterhin stillen. Während der Infektion sollte abgepumpte Milch sofort verfüttert und nicht aufbewahrt werden, um die Gefahr einer Reinfektion so gering wie möglich zu halten. Auch bei frühzeitigem Rückgang der Symptome soll die gesamte Therapiezeit laut ärztlicher Anordnung eingehalten und eine vorzeitige Beendigung vermieden werden.

Pumpmanagement

Wenn Stillen unmittelbar nach der Geburt nicht möglich ist oder andere Gründe vorliegen, die die Mutter dazu veranlassen, die Muttermilch in einem Behälter zu sammeln, um sie dem Kind zu einem späteren Zeitpunkt zu verabreichen, sorgt das betreuende Personal dafür, dass sie neben dem Ausstreichen auch die Möglichkeit hat, Muttermilch mittels Milchpumpe zu gewinnen.

Dabei werden wichtige Informationen zur **Handhabe der Milchpumpe** sowie die hygienischen Maßnahmen, die während des gesamten Pumpvorgangs zu beachten sind, an die Mutter weitergegeben. Das betreuende Personal berät die Mutter hinsichtlich

- Pumpfrequenz (gleiche Frequenz wie die Stillmahlzeiten oder 3-stündlich)
- Bestandteile der Milchpumpe und wie diese zusammengebaut wird
- Wahl der für die Brust richtigen Trichtergröße
- Inbetriebnahme der Milchpumpe (Sogstärke und Sogintervalle)
- Reinigung der Milchpumpe und ihrer Bestandteile
- Brustpflege und hygienische Richtlinien (besonders innerklinisch bei gemeinschaftlicher Nutzung der Milchpumpe)

Es gibt sowohl manuelle als auch elektrische Milchpumpen, die von verschiedenen Firmen angeboten werden. Muss die Mutter auch nach der Entlassung weiterpumpen, besteht die Möglichkeit, eine Milchpumpe mittels ärztlicher Vorschreibung kostengünstig oder kostenfrei zu erhalten.

Nach jedem Pumpvorgang wird das **Behältnis mit Datum** (und evtl. Uhrzeit) versehen, damit die Milch mit der kürzeren Haltbarkeit zuerst verfüttert werden kann. Falls die Milch eingefroren wird, kann ihre Verwendung zu einem späteren Zeitpunkt zu Hause gut koordiniert werden (siehe Aufbewahrungsbestimmungen).

Im **hygienischen Umgang** mit der Milchpumpe ist es wichtig, die Mutter darüber zu informieren, das Gerät sowohl vor als auch nach der Verwendung gemäß klinischer Richtlinien oder Gebrauchsanweisung zu reinigen. Eine adäquate Händehygiene vor und nach dem Abpumpen reduziert das Risiko einer Kontamination der abgepumpten Milch.

Aufbewahrungsbestimmungen

Unter Beachtung hygienischer Richtlinien und der adäquaten Voraussetzungen ist ausgestrichene und abgepumpte Muttermilch wenige Stunden bis zu einem Jahr haltbar. Folgende Tabelle stellt die Empfehlungen der American Academy for Pediatrics (2016) zur Aufbewahrung von Muttermilch aus:

Tabelle 10: Aufbewahrungsbestimmungen gemäß Empfehlungen der American Academy for Pediatrics (2016)

Ort	Temperatur	Haltbarkeit
Arbeitsplatte in der Küche oder an einem trockenen Ort	23–26 °C	bis zu 4 Stunden
	19–22 °C	6–8 Stunden, wenn die Milch unter Beachtung hygienischer Richtlinien sorgfältig gewonnen wurde
Kühlschrank	4 °C	bis zu 4 Tage
		bis zu 8 Tage, wenn die Milch unter Beachtung hygienischer Richtlinien sorgfältig gewonnen wurde
Gefrierfach (Kühlschrank)	−18 °C	3–4 Monate
industrieller Tiefkühler	−20 °C oder kühler	12 Monate

- Kleine Milchportionen (in der Menge von etwa 1 Stillmahlzeit oder weniger) in die Behälter ausstreichen oder abpumpen, um so wenig wie möglich verwerfen zu müssen.
- Wenn die ausgestrichene oder abgepumpte Milch sofort an das Kind verfüttert wird und eine kleine Portion übrigbleibt, sollte diese innerhalb von 2 Stunden verabreicht werden. Falls die übrige Milch sofort gekühlt wird, besteht die Möglichkeit, diese mit der nächsten Mahlzeit mitzuverfüttern.
- Wird die Muttermilch gekühlt, sollen die Behälter möglichst am kühlsten Punkt des Kühl- oder Gefrierschranks aufbewahrt werden (möglichst weit hinten und nicht an der Kühlschranktür).
- Muttermilch dehnt sich unter Kühlung aus, daher empfiehlt es sich, genug Luftpolster zu lassen, damit die Behälter nicht aufplatzen.
- Gefrorene oder tiefgekühlte Muttermilch sollte schrittweise aufgetaut werden. Daher wird empfohlen, sie über Nacht in den Kühlschrank zu stellen und anschließend aufzuwärmen. Aufgetaute Muttermilch muss innerhalb von 24 Stunden verabreicht werden.
- Wird die Muttermilch transportiert, so muss darauf geachtet werden, dass die Kühlkette nicht unterbrochen wird (Verwendung von Kühlbox und Kühlakkus).

  (vgl. https://www.healthychildren.org, 2018)

Die Aufbewahrungsrichtlinien gelten für Muttermilch, die an gesunde Neugeborene verfüttert werden soll. Unter Umständen müssen angepasste Richtlinien für erkrankte Neugeborene eingehalten werden.

TIPP: Wenn Muttermilch transportiert werden muss, kann der Effekt der Kühlakkus zusätzlich unterstützt werden, indem ein feuchtkaltes Papiertuch um die Flaschen gewickelt wird und diese anschließend in einer Kühlbox oder Kühltasche fest verschlossen gelagert werden.

Abstillen

Trotz der Benefits, die das Stillen mit sich bringt, kommt es vor, dass Mütter aufgrund von absoluten Stillhindernissen, persönlichen Werthaltungen, soziokulturellen Einflüssen oder ähnlichen Gründen ihr Neugeborenes nicht stillen wollen. In diesen Fällen ist es wichtig, dass das betreuende Personal die Mutter dennoch über die **Vorteile des Stillens** informiert, um etwaige Ängste oder falsche Vorstellungen, die zu dieser Entscheidung geführt haben könnten, aus dem Weg zu räumen. Bleibt die Entscheidung bestehen, so wird das Abstillen eingeleitet:

- einmalige Gabe von 1 mg Cabergolin p.p.
- Salbei- oder Pfefferminztee anbieten (hemmt die Laktogenese)
- kühlende Auflagen auf die Brust auflegen
- straff sitzenden BH anlegen (mindert die Durchblutung)
- leichtes Ausmassieren, Abpumpen oder Anlegen des Kindes an die Brust bei Spannungs- und Druckgefühl
- homöopathische Mittel zum Abstillen anbieten (Phytolacca)

(vgl. Stiefel et al., 2013; Jungiger et al., 2014)

Je nachdem, zu welchem Zeitpunkt welche Interventionen zum Abstillen eingesetzt werden, unterscheidet man fünf verschiedene Arten des Abstillens:

- primäres Abstillen
- sekundäres Abstillen
- plötzliches Abstillen
- allmähliches Abstillen
- medikamentöses Abstillen

Als **primäres Abstillen** wird die Hemmung der Laktation bei absolutem Stillhindernis oder Ablehnung der Mutter bezeichnet. Das **sekundäre Abstillen** bezeichnet das Beenden der bestehenden Laktation. Durch sofortige Unterbindung des Stillens **(plötzliches Abstillen)** ist die Gefahr einer körperlichen und psychischen Belastung gegeben. Dies ist daher nicht ratsam, da das plötzliche Unterbinden des stimmungsaufhellenden Prolaktins einen Effekt auf die mütterliche Stimmung haben kann. Zudem könnte im Kind ein Ablehnungsempfinden ausgelöst werden, da keine Stillmahlzeiten (mehr) an der Brust angeboten werden, sondern alternative Fütterungsmethoden eingesetzt werden. Körperlich kann die plötzliche Kostumstellung Verdauungsprobleme beim Kind hervorrufen und die Mutter an Milchfieber erkranken (vgl. Stiefel et al., 2013). Wird abgestillt, so empfiehlt das betreuende Personal, das Stillen auszuschleichen **(allmähliches Abstillen)**. Die Mutter kürzt die Stillmahlzeiten schrittweise, bis diese schließlich ganz durch Flaschenmahlzeiten ersetzt werden. Durch die Gabe von Medikamenten (Cabergolin) sowie homöopathischen Mitteln (Phytolacca) unter Beachtung möglicher Nebenwirkungen kann die Laktogenese ebenfalls gehemmt werden **(medikamentöses Abstillen)**.

Das betreuende Personal begleitet und beobachtet den Prozess des Abstillens. In der Phase des Abstillens kann es mitunter zu Gefühlsschwankungen kommen, sodass die Mutter Gefühle in der Bandbreite von Trauer bis hin zu Erleichterung zeigt. Sobald die Mutter ein Abstillen in Erwägung zieht, sollte das betreuende Personal die Mutter über diese möglichen Gefühlsschwankungen informieren, um sie vorzubereiten. Auch für das Kind wird das Abstillen spürbar. Das Kind kann in der Übergangsphase u. a. besonders erregbar und unruhig werden.

Die Mutter wird über die verschiedenen Flaschennahrungen, die dem Kind zur Verfügung gestellt werden können, über die Wahl von Nahrung und Sauger und die Aufbereitungsweise informiert und aufgeklärt.

Muttermilchersatznahrung

Industriell hergestellte Milch, die dem Neugeborenen als Ersatz gefüttert werden kann, wird als Formula-Nahrung bezeichnet. Die Zusammensetzung der Formula-Nahrung wird durch bestimmte EU-Richtlinien vorgegeben und ist dem Kohlenhydrat-Eiweiß-Fett-Verhältnis der Muttermilch angeglichen.

Tabelle 11: Überblick über Muttermilchersatznahrung in der Neugeborenenperiode (vgl. Stiefel et al., 2013)

Muttermilchersatznahrung	Beschreibung
Pre-Nahrung **Start-Nahrung**	Kohlenhydrat-Eiweiß-Fett-Verhältnis ist dem der Muttermilch angeglichen, Kuhmilchfette sind durch linolsäurehaltige Pflanzenöle ersetzt; Laktose als einziges Kohlenhydrat
Typ 1	Veränderter Kohlenhydratkomplex, darf neben Laktose Maltodextrin, Saccharose oder Stärke enthalten
Hypoallergene Nahrung (HA-Nahrung)	Eiweiße sind in kleine Moleküle gespalten, um allergischen Reaktionen vorzubeugen
Heilnahrung	*Die Zusammensetzung ist den speziellen Erfordernissen angepasst:* • Aufbaunahrung nach gastrointestinaler Erkrankung • bei Milchzuckerunverträglichkeit • hydrolysierte Frühgeborenennahrung

Flaschenmahlzeiten und alternative Fütterungsmethoden

Die Mutter sollte bei jeder Flaschenmahlzeit darauf achten, dass die Milch nicht zu heiß ist. Das Erwärmen der Milch kann mittels Wasserbad oder unter fließend warmem Wasser erfolgen. Das Erwärmen der Milch im **Mikrowellenherd** ist umstritten, da Mikrowellen die Vitamine und Proteine der Milch deaktivieren können und die Milch auf diese Weise nährstoffärmer wird. Studien zeigten allerdings, dass sowohl Vitamine als auch Immunglobuline in der Milch bis zu einer Temperatur von 60–110 °C aktiv blieben (vgl. Ovesen et al., 1996; Sierra/Vidal-Valverde, 2001). Da das Temperaturmanagement beim Erwärmen im Mikrowellenherd herausfordernd ist, wird allgemein davon abgeraten, Milch auf diese Weise aufzuwärmen, um das Risiko einer Nährstoffdeaktivierung gering zu halten. Entscheidet sich die Mutter dennoch dafür, so wird empfohlen, die Milch stetig – abhängig von der Menge ein paar Sekunden (5–10) – bei niedriger Wattleistung zu erhitzen und sie vor der Temperaturüberprüfung zu schwenken, um eventuelle Temperaturunterschiede in der Milch auszugleichen.

In der Regel wird die **Temperatur** der Milch kontrolliert, indem einige Tropfen auf die Innenseite des Handgelenks getropft werden. Die Haut ist an dieser Stelle besonders schmerz- und temperaturempfindlich. Fühlen sich die Milchtropfen angenehm warm an, so ist das ein Zeichen dafür, dass die Temperatur der Milch im richtigen Bereich liegt. Bei Flaschenmahlzeiten ist darauf zu achten, dass das Kind über die Flasche so wenig Luft wie möglich mitschluckt. Außerdem sollte die Mutter dafür sorgen, dass die Milch nicht zu viel Milchschaum enthält bzw. dass die Flasche mit Sorgfalt geschwenkt wird, damit kein Milchschaum entstehen kann und Blähungen vermindert werden.

Tabelle 12: Alternative Fütterungsmethoden (vgl. Masaracchia, 2011)

Alternative Fütterungs-methoden	Beschreibung	Indikation
Brusternährungs-set (BES)	Das Brusternährungsset ist ein Schlauchsystem mit verschiedenen Durchmessern (Wahl des Durchmessers abhängig von der Viskosität der Nahrung) für die Flasche. Die Flasche wird um den Hals gehängt und das Schlauchende an der Brust fixiert (Schlauchende an der Areola). Das Neugeborene saugt an der Brust, während von der Flasche durch das Schlauchsystem Milch austritt.	kurz- oder langzeitige Überbrückung bei Stillschwierigkeiten zur Prägung des Neugeborenen an die mütterliche Brust
Finger-feeding	Der Fingerfeeder hat die Form eines Spritzenaufsatzes und besteht aus weichem Silikon. Er wird in den Mundwinkel des Neugeborenen eingeführt, während dieses am sauberen Finger der Bezugsperson (Zeigefinger) saugt. Der Fingernagel befindet sich dabei auf der Zunge des Neugeborenen. Portionsweise wird bei jedem Saugvorgang Milch appliziert.	• Fehlbildungen im Mundbereich • Frühgeburt
Becher-fütterung	Mittels eines Bechers erhält das Neugeborene seine Milchmahlzeit. Dabei ist wichtig, dass das Neugeborene aufrecht positioniert wird. Der Becher wird an der Unterlippe angelegt und es werden vorsichtig kleine Portionen Milch appliziert. Der Nachteil bei der Becherfütterung ist, dass das Neugeborene dadurch keine Saugerfahrung macht. Alternativ zu speziellen Trinkbechern können Einwegbecher und Schnapsgläser verwendet werden.	• zeitlich begrenzte Stillunfähigkeit • Frühgeborene > 32. SSW • Nachfüttern bei unzureichender Stillmahlzeit • Fütterung durch andere Bezugspersonen (wenn die Mutter nicht verfügbar ist)

Alternative Fütterungsmethoden	Beschreibung	Indikation
Löffel- und Spritzenfütterung	Mittels sauberem Löffel oder Einmalspritze (ohne Nadel) werden dem Neugeborenen in aufrechter Position kleine Milchportionen verabreicht. Bei der Spritzenfütterung wird die Spritze an einer Einmalsonde angeschlossen, die wie beim Brusternährungsset an der Areola fixiert wird, sodass das Neugeborene an die Brust angelegt werden und somit Stillerfahrung sammeln kann.	• kurzzeitige Überbrückung bei Stillschwierigkeiten • Nachfüttern bei unzureichender Stillmahlzeit • Fütterung durch andere Bezugspersonen (wenn die Mutter nicht verfügbar ist)

Still- und Laktationsberatung

Während des stationären Aufenthaltes ist unter Umständen angestelltes oder nominiertes Personal dafür abgestellt, Still- und Laktationsberatungen anzubieten. In der Stillberatung werden folgende Themen angeschnitten:

- Vorgang der Milchproduktion
- Veränderung der Milch (Kolostrum, Übergangsmilch, Milcheinschuss, Menge und Zusammensetzung)
- Möglichkeiten zur Förderung der Milchproduktion (Ernährung, Stressreduktion)
- Faktoren und Nahrungsmittel, die die Milchproduktion hemmen können
- allgemeine Brustpflege und Pflege bei Irritationen, Entzündungen und Schmerzen (Pflegeprodukte, Brustmassagetechniken)
- Bedeutung von Stillen für Mutter und Kind

- mögliche Kontraindikationen für das Stillen und Stillpausen (z. B. bei Entzündungen und Infektionen)
- Hungerzeichen des Kindes
- Vorbereiten der Umgebung (ruhige, stressfreie Umgebung)
- Stillvorgang (Regelmäßigkeit der Stillmahlzeiten besonders in den ersten Tagen nach der Geburt)
- Stillposition und Stilltechnik für Mutter und Kind (richtige Lagerung des Kindes, Lagerungshilfsmittel, Stillen in Rücken- und Seitenlage, Stillen im Sitzen)
- praktische Griffe (z. B. zum Aufwecken des Kindes, Unterstützung beim Suchen der Brustwarze, faziorale Stimulation)
- technische Hilfsmittel beim Stillen (z. B. Milchpumpe)
- unterstützende Maßnahmen beim Aufstoßen (richtige Handhabung des Neugeborenen)
- Abstillen

Initiative „Babyfreundliches Krankenhaus"

Da Stillen nicht nur für Mutter und Kind gesundheitsfördernd und kostengünstiger (z. B. weniger Verbrauchsmaterial) ist, sondern auf längere Sicht auch das Gesundheitssystem entlastet (z. B. kürzere Krankenhausaufenthaltsdauer, weniger Krankheitsfälle u. a.), hat die WHO gemeinsam mit dem Kinderhilfswerk der Vereinten Nationen (UNICEF) die Initiative „Baby-Friendly Hospitals" ins Leben gerufen, die seit 1991 versucht, die Bedingungen für das Stillen zu optimieren und Mütter aktiv zum Stillen zu motivieren. In der Initiative werden zur Optimierung der Stillbedingungen 10 Schritte genannt, durch deren Erfüllung Krankenhäuser und andere Gesundheitseinrichtungen eine Zertifizierung als „Stillfreundliches Krankenhaus" erreichen können (vgl. Österreichisches Netzwerk gesundheitsfördernder Krankenhäuser und Gesundheitseinrichtungen: Babyfreundliches Krankenhaus, 2018).

10 Schritte zum erfolgreichen Stillen

- Schritt 1: Das gesamte Personal, welches an der Pflege von Mutter und Kind beteiligt ist, erhält schriftliche Richtlinien zur Förderung des Stillens.
- Schritt 2: Das Personal wird regelmäßig geschult, um die Richtlinien erfüllen zu können.
- Schritt 3: Alle schwangeren Frauen werden über Vorteile und Praxis des Stillens informiert.
- Schritt 4: Mütter haben unmittelbar nach der Geburt Haut-zu-Haut-Kontakt mit dem Kind. Es wird ihnen ermöglicht, ihr Kind innerhalb der ersten 1–2 Stunden nach der Geburt anzulegen.
- Schritt 5: Die Mütter erhalten Anleitung und Unterstützung beim Stillen. Sie werden instruiert, wie sie die Milchproduktion aufrechterhalten können, falls sie zeitweise von ihrem Kind getrennt sind. Mütter von Frühgeborenen, kranken oder behinderten Neugeborenen, die noch nicht an der Brust saugen können, erhalten spezielle Hilfe zur Förderung des späteren Stillens. Mütter, welche nicht stillen, erhalten Anleitungen zur Ernährung des Neugeborenen.
- Schritt 6: Säuglinge, die gestillt werden, erhalten nur dann zusätzliche Flüssigkeit oder Nahrung, wenn es dafür eine medizinische Indikation gibt.
- Schritt 7: Das System des Rooming-In erlaubt es Mutter und Kind, Tag und Nacht zusammen zu sein; die Einrichtung gewährleistet dieses System.
- Schritt 8: Das Stillen wird dem Rhythmus des Kindes angepasst.
- Schritt 9: Saugflaschen, Schnuller („Nuggi") und Saughütchen werden in den ersten Tagen nach der Geburt vermieden.
- Schritt 10: Die Einrichtung fördert und pflegt eine enge Zusammenarbeit mit den frei praktizierenden Hebammen, mit Stillberatungs-,

Mütter- und Väterberatungsstellen sowie Stillgruppen. Sie überweist die Mütter nach Austritt aus dem Krankenhaus an diese Fachpersonen. (UNICEF, 2012)

8.4.5 Ausscheidung

Besonders ängstlich und unsicher sind Mütter, wenn das Kind in den ersten Tagen Gewicht verliert und sie erstmals die Ausscheidungen des Neugeborenen sehen. Deswegen ist es wichtig, die Mutter über die physiologischen Gegebenheiten wie Gewichtsverlust und Ausscheidungen aufzuklären.

Körpergewicht

In den ersten Lebenstagen nach der Geburt verliert das Neugeborene etwa 7–10 % des Geburtsgewichts, wobei der Tiefpunkt zwischen dem 3. und dem 5. Lebenstag erreicht wird. Nach einem meist eintägigen Gewichtsstillstand nimmt das Neugeborene wieder zu und erreicht sein Geburtsgewicht zwischen dem 10. und dem 14. Tag normalerweise wieder (vgl. Mändle/Opitz-Kreuter, 2007, S. 648).

Auf der Station werden die Mütter mit der Aufgabe betraut, jeden Morgen vor der ersten Stillmahlzeit des Tages das **Nacktgewicht** des Kindes zu ermitteln. Das betreuende Personal dokumentiert dieses und achtet darauf, dass das Kind nicht mehr als 10 % des Geburtsgewichts verliert. Ist dies nämlich der Fall, müsste die Mutter öfter anlegen bzw. zusätzliche Mahlzeiten (wenn nicht Muttermilch, dann künstliche Milchnahrung) anbieten. Wichtig ist, der Mutter mitzuteilen, dass das Kind komplett nackt gewogen werden muss.

Harn

Der Harn des Neugeborenen hat üblicherweise eine strohgelbe Farbe. Durch die Ausscheidung harnsaurer Salze kann sich der Harn allerdings rötlich färben. Dieser Harn wird als „Ziegelmehl"-Harn bezeichnet, bedarf keiner Therapie und ist unbedenklich. Es kann sein, dass das Neugeborene in den ersten zwei Tagen nach der Geburt, wenn über die mütterliche Brust Kolostrum abgegeben wird, weniger Harn ausscheidet. Sobald die Mutter die Übergangsmilch abgibt, wird auch vermehrt Harn ausgeschieden. In diesem Fall ist es wichtig, dass die Mutter darauf hingewiesen wird, auf volle Windeln zu achten. Das Neugeborene kann unter Umständen bis zu 20-mal in 24 Stunden einnässen. Sollte der Harn konzentriert aussehen, also eine dunkelgelbe bis fast bräunliche Farbe haben, so ist das ein Hinweis darauf, dass das Neugeborene zu wenig Flüssigkeit erhält und öfter angelegt werden muss.

Stuhl

Das Mekonium ist der erste Stuhl eines Neugeborenen. **Mekonium** ist im eigentlichen Sinne kein Verdauungsendprodukt (Fäzes, Stuhl), sondern eine im noch funktionslosen Darm angesammelte zähe, dunkle Masse aus abgeschilfertem Epithel der Schleimhäute, eingedickter Galle sowie mit dem Fruchtwasser verschluckten Haaren und Hautzellen. In der Regel wird Mekonium in den ersten 24–48 Lebensstunden eines Kindes ausgeschieden und bei der Nahrungsaufnahme (Muttermilch, künstliche Milch) in den folgenden Tagen durch Fäzes ersetzt.

Sobald das Mekonium den gesamten Verdauungstrakt durchlaufen hat und ausgeschieden wurde, verändert sich der Stuhl des Kindes.

Der **Stuhl gestillter Kinder** wird gelblich, kann senfkornartig aussehen und bis zu flüssig in der Konsistenz sein. Für die Mutter wichtig zu wissen ist, dass es kein Durchfall ist, wenn der Stuhl des Kindes so aussieht. Der Rhythmus, in dem ein Kind Stuhl absetzt, kann ganz verschieden sein. So setzen manche Kinder täglich Stuhl ab, andere unter Umständen nur alle 2–3 Tage.

Der Stuhl gestillter Kinder riecht aromatisch, leicht säuerlich, stinkt aber nicht – ganz im Gegensatz zu Kindern, die nicht gestillt bzw. mit künstlicher Flaschennahrung ernährt werden. Diese setzen einen etwas festeren, hellbraunen bis gelblichen Stuhl ab, dessen Geruch penetranter ist.

Da die Haut von Neugeborenen sehr angreifbar und sensibel ist, ist es wichtig, regelmäßig zu kontrollieren, ob Stuhl in die Windel abgesetzt wurde, da die Gesäßhaut und das Genitale schnell irritiert werden können. Wenn sich die Mutter bezüglich des Aussehens des Stuhls unsicher ist, hat sie die Möglichkeit, den Stuhl durch das betreuende Personal begutachten zu lassen. Verändert sich der Stuhl trotz gleichbleibender Nahrung in Bezug auf Farbe, Geruch und Konsistenz, so deutet dies auf eine mögliche Infektion hin. Diese Veränderungen sollten dem betreuenden Personal geschildert, bestenfalls gezeigt werden.

In der Regel führt das betreuende Personal den ersten Windelwechsel selbst durch, um den Eltern die kinästhetische Windelwechsel-Technik zu zeigen (das Kind wird in der Achse gedreht und nicht an den Beinen angehoben). Falls Stuhl abgesetzt wurde, kann das betreuende Personal diesen selbst begutachten.

Spucken, Erbrechen

„Am Tag der Geburt spucken und würgen viele Kinder verschlucktes Fruchtwasser oder Schleim aus. Spucken, Erbrechen und Herauslaufenlassen der Nahrung sind häufige Erscheinungen beim Neugeborenen." (Mändle/Opitz-Kreuter, 2007, S. 648) Als Spucken wird das Abfließen von

Nahrung (Muttermilch oder künstliche Milch) aus dem Mund nach Beendigung der Nahrungsaufnahme bezeichnet. Erbrechen beschreibt das Heraufwürgen von größeren Nahrungsmengen. Beides, also auch das Herauslaufenlassen von Nahrung, ist ein Zeichen dafür, dass das Neugeborene ausreichend Nahrung zu sich genommen hat und sozusagen „voll" ist. Wichtig ist, dass das Kind beim Aufstoßen nach der Nahrungsaufnahme unterstützt wird, damit das Erbrechen, Spucken oder Herauslaufenlassen nicht durch verschluckte Luft provoziert wird, denn zu viel verschluckte Luft begünstigt diesen sogenannten physiologischen Reflux. Weiß die Mutter, dass das Kind während der Stillmahlzeit viel Luft mitschluckt, ist es günstig, das Kind auch während der Nahrungsaufnahme aufstoßen zu lassen, um dem Spucken oder Erbrechen entgegenzuwirken, und das Kind anschließend erneut anzulegen.

Das betreuende Personal dokumentiert auch diese Form von Ausscheidung, deswegen sollte die Mutter auf Menge und Aussehen achten. Erbricht das Neugeborene im Schwall, so ist dies ein Hinweis auf eine Verengung des Mageneinganges und bedarf einer genaueren Begutachtung durch eine Pädiaterin oder einen Pädiater.

8.4.6 Nabelpflege

In den ersten Tagen nach der Geburt besitzt das Neugeborene noch Überreste der Nabelschnur, den Nabelschnurrest oder Nabelstumpf. Bei der Nabelschnurrestpflege gehen die Meinungen der Kliniken, die abhängig von den jeweiligen Standards sind, und die Meinungen der betreuenden Pflegepersonen auseinander. Um das Abfallen des Nabelschnurrestes zu beschleunigen, werden in vielen Kliniken Alkohol, spezielle Tinkturen oder ein antibiotisches Puder für die Pflege verwendet. Die schonendste und gesündeste Art jedoch, den Nabelschnurrest zu behandeln, ist, ihn gar **nicht zu behandeln** und zu versuchen, ihn mit einer Kompresse bedeckt und trocken zu halten. Vom Manipulieren des Nabelschnurrests wird abgeraten, da auf diese Weise Verletzungen und in der Folge Entzündungen provoziert werden können.

Pflege bei gerötetem Nabel

Ist der Nabel gerötet und der Nabelschnurrest noch nicht abgefallen, muss abgeschätzt werden, woher die Rötung stammt. Eventuell irritiert der getrocknete Nabelschnurrest durch die Wirkung von Scherkräften die umliegende Haut. In diesen Fällen ist es hilfreich, den Nabelschnurrest mit einer sauberen Kompresse so abzudecken, dass dieser nicht direkt mit der Haut in Kontakt kommt. Nässt der Nabel, so sollte dieser mittels Schleimhautdesinfektionsmittel gereinigt und die Windel so angelegt werden, dass der Nabel entweder freigelegt ist oder keinen direkten Kontakt mit der Windel hat.
Während des stationären Aufenthaltes sollten bei massiver Veränderung des Nabels (verfärbtes, übelriechendes Sekret, Läsionen, Blutungen) dementsprechende Maßnahmen zur Infektionsprävention bzw. Wundmanagement durchgeführt werden.

8.4.7 Kleidung

Angemessene Kleidung soll warmhalten, aber nicht zu einem Wärmestau führen. Sie muss Feuchtigkeit von außen abhalten sowie Schweiß aufnehmen und nach außen abgeben, ohne dass auf der Haut Verdunstungskälte zu spüren ist (vgl. Hoehl/Kullick, 2008, S. 357).

Es gibt eine Möglichkeit, bei der überprüft werden kann, ob das Neugeborene angemessen gekleidet ist. Greift man mit der Hand zwischen die **Schulterblätter** des Neugeborenen und fühlt sich das Hautareal angenehm warm an, ist das in der Regel ein Zeichen, dass das Neugeborene ausreichend gekleidet ist. Zusätzlich sind allgemeine Zeichen wie z. B. Schwitzen und Zittern zur Beurteilung ebenfalls hilfreich. Kühle Hände und Füße sind nicht unbedingt aussagekräftig, da die Peripherie durch die feinen Blutgefäße oft nicht adäquat erwärmt wird und sich kühl anfühlen kann, obwohl das Neugeborene angemessen gekleidet ist.

Um der Mutter beim Einkleiden des Kindes zu helfen, wird häufig als Richtlinie gegeben, dass das Kind eine Schicht mehr tragen sollte als sie selbst. Wenn die Mutter also beispielsweise eine Kleiderschicht trägt (neben der Unterwäsche wären das z.B. Hose und Bluse), so trägt das Kind zwei Kleiderschichten, Body und Strampler.

Solange keine Zugluft oder direkte Sonneneinwirkung vorliegen und das Kind beobachtet wird, ist es unbedenklich, es an besonders heißen Tagen nur in Windeln eingewickelt in einer Stoffwindel oder einer dünnen Decke bei sich zu haben oder im Kinderbett liegen zu lassen.

TIPP: Es empfiehlt sich, Extrakleidung für das Neugeborene einzupacken, um auf evtl. Temperaturveränderungen eingehen zu können.

Reflexionsfragen

- Welche Anpassungsvorgänge finden im kindlichen Organismus statt?
- Wie lautet die Definition eines Neugeborenen?
- Welche anderen Möglichkeiten der Unterteilung gibt es bei der Definition des Neugeborenen?
- Wie wird ein Frühgeborenes definiert?
- Was ist ein Reifgeborenes?
- Was bedeutet es, wenn ein Kind „übertragen" auf die Welt kommt?
- Welche Bedürfnisse hat ein Neugeborenes?
- Sprechen Sie über das Stillen!
- Welche Maßnahmen können bei einer Mastitis gesetzt werden?
- Welche Symptome zeigt eine Mutter mit Galaktostase?

- Wie sieht die Nabelpflege aus?
- Welche 10 Schritte werden von der Initiative „Babyfreundliches Krankhaus“ vorgegeben?
- Wie verändert sich die Muttermilch in der ersten Woche?
- Was ist beim anfänglichen Gewichtsverlust des Neugeborenen zu beachten?
- Wie funktioniert Adoptivstillen?
- Welche Stillprobleme können auftreten?
- Welche Alternativen zum Stillen gibt es?
- Wie sind die Aufbewahrungsbestimmungen für abgepumpte Muttermilch?
- Wie sieht das Pumpmanagement aus?

9 Eltern-Kind-Beziehung

In zwischenmenschlichen Beziehungen definieren sich Personen über eine bestimmte Rolle. Durch den ständigen gesellschaftlichen Wandel und die damit einhergehenden Erwartungshaltungen an Frauen und Männer ändert sich das Rollenverständnis des „Mutterseins", des „Vaterseins" und des familiären Settings stetig. Nichtsdestotrotz finden sich die betroffenen Personen in bestimmten Rollen wieder, die entweder der einer Mutter oder der eines Vaters zugeordnet werden können. Die Aufgabenverteilung muss nicht notwendigerweise geschlechtsspezifisch erfolgen, allerdings weisen Untersuchungen nach, dass Mütter eine andere Wirkung und einen anderen Fokus in der Kindererziehung haben als Väter. So kann anhand von Verhaltensbeobachtungen und Vereinbarungen, die in einer Beziehung getroffen wurden, unabhängig von der sexuellen Orientierung entdeckt werden, wie die Rollendynamik in der Eltern-Kind-Beziehung gestaltet ist und sich situativ verändert. Dies wird besonders relevant, wenn bestimmte Themen angesprochen werden müssen und das betreuende Personal den optimalen Zugangsweg („Wer nimmt das Thema besser auf?") finden muss.

9.1 Rolle der Mutter

Die Bindung zwischen Mutter und Kind wird bereits während der Schwangerschaft aufgebaut. Die Kommunikation zwischen beiden erfolgt über die Sinnesorgane. Hoffnungen, Wünsche, besondere Wertvorstellungen sowie Erlebnisse in der Schwangerschaft, Ängste und Unsicherheiten darüber, wie sich die Lebenssituation verändern wird, wenn das Kind auf die Welt kommt, lassen die Mutter während der Schwangerschaft bereits über das Leben gemeinsam mit dem Kind träumen (vgl. Nielsen/Paquette, 2007; Lara-Carrasco et al. 2013; Schredl et al., 2016). Während einige

Mütter bereits in der frühen Schwangerschaft eine Verbindung zu ihrem ungeborenen Kind wahrnehmen und diese mit Gesprächen oder Berührungen (z. B. Streicheln des Schwangerschaftsbauchs) fördern, bauen andere die Bindung an ihr Kind erst nach der Geburt intensiv auf. Die Mutter hat einen beträchtlichen Einfluss auf die Kindesentwicklung und die Ausbildung der Persönlichkeit des Kindes. Sie ist die erste Bezugsperson, die das Kind kennenlernt.

Neben den emotionalen Bedürfnissen wie Zuneigung, Sicherheit, Geborgenheit, Intimität, die durch die Nähe der beiden zueinander gestillt werden, hat die Mutter die Fähigkeit, das Kind zu ernähren. Doch jede Beziehung muss aufgebaut werden. Die Vor- und Nachteile der mütterlichen Nähe werden seit Jahrhunderten von verschiedenen wissenschaftlichen Disziplinen erforscht und führten zu dem Ergebnis, dass jede Interaktion, die das Kind mit der Mutter hat, wertvoll für seinen Werdegang ist.

Dieses Wissen fließt in die Betreuung von Mutter und Kind mit ein. Derzeitige Betreuungskonzepte ermutigen den **Bindungsaufbau** zwischen Mutter und Kind **bereits in der ersten Lebensminute**, nachdem das Kind sofort auf die Mutter gelegt wurde und diese das erste Mal die Gelegenheit bekommen hat, ihr Kind zu sehen.

Die erste Zeit nach der Geburt ist entscheidend für die Entwicklung der Mutter-Kind-Beziehung. Es gibt viele Möglichkeiten für Mutter und Kind, diese zu fördern und die Verbindung, die im wahrsten Sinne des Wortes bei der Geburt getrennt wurde, trotzdem aufrechtzuerhalten und weiterhin auszubauen. Es bietet sich Mutter und Kind eine Vielzahl an Möglichkeiten, miteinander zu kommunizieren und emotional zu wachsen, um eine gute Beziehung aufzubauen. Wichtig ist dabei, dass Mutter und Kind die Möglichkeit gegeben wird, Zeit miteinander zu verbringen, um sich kennenzulernen. Dabei ist die Mutter gefordert, durch Beobachtung und Interaktion die Reaktionen ihres Kindes auf sie und seine Umwelt **ken-**

nenzulernen. Auch wenn die Mutter ihr Kind erst wenige Tage in den Armen hält, so weiß sie meistens intuitiv, wie das Kind empfindet. Durch Beobachtungen lernt sie schließlich die Eigenheiten, Gesichtsausdrücke und Reaktionen des Kindes besser kennen.

Wenn das Kind wach ist, hat die Mutter die Gelegenheit, mit ihrem Kind zu interagieren. Es bieten sich ihr Möglichkeiten wie:

- tragen, im Arm halten
- schaukeln und wiegen
- Gesichtszüge nachahmen, lächeln und Grimassen ziehen
- mit dem Kind sprechen und spielen (Finger-, Zehen-, Bein- und Armspiele)
- küssen und kuscheln
- singen

Die oben genannten Interaktionen können auch zur Belohnung wie z.B. nach dem Baden oder nach der Nahrungsaufnahme oder als Beruhigung bei allgemeiner Unruhe, Bauchschmerzen oder Blähungen und Ähnlichem durchgeführt werden. Sie beruhigen das Kind, vermitteln ihm Sicherheit und Geborgenheit und fördern sein Wohlbefinden.

Neben dem sexuellen Kontakt ist das Stillen der innigste Körperkontakt zwischen zwei Menschen. Viele Mütter sind beeindruckt, wie stark ihr Körper auf das Baby reagiert: Sobald es zu schreien anfängt, tropft Milch aus der Mutterbrust.

Dabei ist es besonders förderlich, wenn die Mutter darauf achtet, das Neugeborene in einer entspannten und ruhigen Umgebung anzulegen. Oft teilen sich mehrere Mütter ein Zimmer. Auf jeder Station gibt es sogenannte Stillzimmer. In diesen Räumlichkeiten können Mütter ihr Neugeborenes ungestört anlegen. Besonders intim ist das Stillen, wenn Mutter und Kind Haut an Haut liegen, d. h. die Mutter ihren Oberkörper freimacht und das Kind bis auf die Windeln ausgezogen und angelegt wird. Unruhige Kinder beruhigen sich oft durch das Anlegen an die Brust.

9.2 Rolle des Vaters

Der Vater ist jene Bezugsperson, die dem Neugeborenen nach der Geburt – abgesehen von der Mutter – am nächsten kommt. Während die Mutter nach der Geburt des Kindes vom betreuenden Personal versorgt wird, nimmt er **während oder nach der Erstuntersuchung Kontakt** mit dem Neugeborenen auf. Auch er hatte bereits während der Schwangerschaft die Möglichkeit, Kontakt herzustellen. Üblicherweise werden die Väter von den Müttern bereits während der Schwangerschaft in den Beziehungsaufbau eingebunden. Kindsbewegungen werden dem Vater mitgeteilt, und er fördert vielleicht noch unbewusst seine Beziehung zum Kind mit Gesprächen und Berührungen (des Schwangerschaftsbauchs). Genauso wie die Mutter hat der Vater Hoffnungen, Wünsche, besondere Wertvorstellungen sowie Ängste und Unsicherheiten darüber, wie sich die Lebenssituation verändern wird. Oftmals wird ihm die Rolle des Familienversorgers und der Stütze der Mutter während der Wochenbettphase zugesprochen. So herrscht ein **beachtlicher Druck**, der durch den Stress der Geburt, das Gefühl der Ohnmacht in der besonderen Situation und die Erwartungshaltung, die stärkere Hälfte sein zu müssen, individuell kompensiert und ausgelebt werden kann.

Die Bindung zwischen Vater und Kind ist genauso wichtig wie die zwischen Mutter und Kind. Während er der Mutter Entlastung bietet, hat er ebenso die Aufgabe, sein Kind durch Beobachtung kennenzulernen. Dabei führt er dieselben Interaktionen durch wie die Mutter (mit Ausnahme des Stillens). Falls die Mutter nicht in der Lage ist, zu stillen, kann der Vater in die Gabe von Flaschenmahlzeiten eingebunden werden. Der Haut-zu-Haut-Kontakt ist die intimste Möglichkeit, den Beziehungsaufbau zwischen Vater und Kind zu fördern, und hat eine entspannende Wirkung auf den Vater (vgl. Cong et al., 2015).

Untersuchungen haben gezeigt, dass das Miteinbeziehen einer paternalen Bezugsperson die soziale Interaktionsfähigkeit und Entwicklung der Kinder fördert (vgl. Volling/Belsky, 1992; Hall et al., 2014; Barker et al., 2017).

Wie die Mutter nach einigen Tagen postpartum in ein Stimmungstief fallen kann, läuft auch der Vater Gefahr, in ein **Stimmungstief** zu fallen. Dabei spielen viele Faktoren eine Rolle. Einerseits kommt es durch den Schlafmangel zu einem Ungleichgewicht im Hormonhaushalt, was sich negativ auf die Stimmung auswirken kann. Andererseits verändert sich durch die Geburt der Mittelpunkt der Familie, was sich auch in der Beziehung zwischen Mutter und Vater negativ auswirken kann (reduziertes Liebesleben, Veränderungen in der Beziehungsdynamik, Rollenveränderung etc.) (vgl. Murkoff et al., 2003). Adäquate Kommunikation wie auch die Teilnahme an der Versorgung des Neugeborenen und Arbeitsteilung können dem positiv entgegenwirken (vgl. Mörelius et al., 2015).

9.3 Rolle des betreuenden Personals

Das betreuende Personal begleitet die ersten Vorbereitungen der Familie unter Umständen schon während der Schwangerschaft bis zum Ende der Wochenbettphase. Es stellt die ersten Ansprechpersonen für Mutter und Vaters, agiert als Mentor und berät sie in Bezug auf den Umgang mit der neuen Situation. In der Betreuung des Neugeborenen und seiner Bezugspersonen verfolgt das betreuende Personal einen entwicklungsfördernden und gesundheitsförderlichen Ansatz (vgl. Church et al., 2017). Dabei wird jedes Mitglied der Familie (Mutter, Vater, Neugeborenes und das unmittelbare Bezugssystem) individuell, aber als Teil eines Familiensystems angesehen, in seinen Bedürfnissen wahrgenommen und in die Betreuung miteinbezogen.

Um dem Bezugssystem während eines stationären Aufenthaltes Sicherheit zu vermitteln, wäre es hilfreich, es über den **Tagesablauf auf der Station** und das weitere Prozedere aufzuklären. Dies umfasst Informationen über:

- die räumlichen Gegebenheiten der Station und des Zimmers
- den Zeitpunkt der Visiten
- die folgenden Untersuchungen des Neugeborenen während des Aufenthaltes
- Gruppenkurse wie z.B. Still- und Ernährungsberatung oder Badekurse, die auf der Station angeboten werden
- Einschulung bezüglich Zweck und Funktion diverser Gerätschaften wie z.B. Patientenglocke, Kinder- und Patientenbett
- stationsbezogene Regeln wie z.B. die Nachtdienstregelung, ab wann die Türen der Neugeborenenstation zugesperrt werden etc.

Besonders „erstgebärende" Mütter und deren Partner*innen fühlen sich im Umgang mit dem Neugeborenen häufig unsicher und brauchen daher **Rückhalt**. Demnach ist es wichtig, das Bezugssystem wissen zu lassen, dass die Mutter jederzeit Hilfe und Entlastung anfordern kann, wie z.B. Hilfe beim Wickeln oder dass sie das Kind auf der Neugeborenenstation abgeben kann, wenn sie eine Pause braucht.

Um den emotionalen Stress so niedrig wie möglich zu halten, ist es auch gut, mitzuteilen, dass anfängliche Unsicherheiten und Missinterpretationen der kindlichen Reaktionen Teil des Lernprozesses und des Kennenlernens sind, da es Zeit braucht, um einander (Kind und Bezugssystem) zu verstehen.

Auf diese Weise können Versagensängste, Unsicherheiten und zu hohe Erwartungen des Bezugssystems an sich selbst vorweggenommen und so der emotionale Stress gemindert werden. Je besser das Bezugssystem in die Betreuung des Neugeborenen eingebunden ist, umso mehr Sicherheit vermittelt es und trägt zum Aufbau und zur Festigung einer professionellen Arbeitsbeziehung bei (vgl. Blöchlinger et al., 2014).

9.3.1 Aufbau einer Vertrauensbeziehung

Der Beziehungsaufbau zwischen dem betreuenden Klinikpersonal und der Wöchnerin ist ein wichtiger Aspekt in der Wochenbettbetreuung. Ein stationärer Aufenthalt kann seitens der Wöchnerinnen und ihres familiären Umkreises als beängstigend empfunden werden. Eine **frühzeitige Kontaktaufnahme** kann hilfreich sein, um Unsicherheiten und Ängsten entgegenzuwirken.

Es besteht in vielen klinischen Institutionen die Möglichkeit, bereits während der Schwangerschaft den Kreißsaal und die Wochenbettstation zu besichtigen und den ersten Kontakt herzustellen, indem die Familien vorab über den stationären Ablauf aufgeklärt werden.

Aufnahmegespräche

Wird die Gebärende frühzeitig im Kreißsaal aufgenommen, bietet dies die zweite Möglichkeit für das betreuende Personal, den Kontakt zur Familie herzustellen. Bei der Aufnahme wird üblicherweise ein stationseigenes ärztliches und pflegerisches Aufnahmegespräch (Patientenassessment) durchgeführt, in dessen Rahmen das betreuende Personal die Möglichkeit hat, bestimmte Aspekte aufzugreifen und zu thematisieren. Während des Aufnahmegesprächs werden auch die Bedürfnisse der Patientin erhoben, um die Betreuung individuell auf sie und ihr familiäres Umfeld abzustimmen.

Eine fundierte Vertrauensbasis der Wöchnerin zum betreuenden Personal, deren Grundstock bereits präpartal geschaffen wird, bietet eine günstige Ausgangslage zum weiteren Ausbau einer professionellen Arbeitsbeziehung.

Informationsgespräche

Ein wesentlicher Aspekt beim Aufbau einer Vertrauensbeziehung sind Informationsgespräche. Sie dienen dem betreuenden Personal nicht nur zur rechtlichen Absicherung im aufklärenden Sinne und sind ein Patientenrecht, sondern bereiten die werdenden Mütter und deren Familien auch auf das Bevorstehende vor. Die Vermittlung von Informationen an die Wöchnerin ist ein hilfreicher Impuls für die Verarbeitung von Ängsten und Unsicherheiten (vgl. Crawford/Morris, 1995, S. 29). Formelle Informationsgespräche werden mit der Wöchnerin vorab terminlich abgestimmt. Informelle Informationsgespräche zwischen der Wöchnerin und dem betreuenden Personal finden oft im Rahmen von Routinetätigkeiten im stationären Alltag statt.

Bei der Gesprächsführung sollte darauf geachtet werden, dass die **Sprache** an die Bedürfnisse der Wöchnerinnen und ihrer Familien angepasst ist. Es erfordert die Beobachtungsgabe und das Einschätzungsvermögen des betreuenden Personals, um abzuwägen, inwiefern zusätzliches Material zur Klärung (vorwiegend bei formellen Informationsgesprächen) herangezogen werden muss.

Bei Aufklärungsgesprächen für bestimmte operative Interventionen liegen in der Regel themenspezifische Aufklärungsbögen auf, die sowohl von Patienten- als auch von ärztlicher Seite unterzeichnet werden müssen, um der Zustimmung zu einer Intervention einen offiziellen, rechtlich gültigen Charakter zu verleihen.

Verlaufsgespräche

Um prozesshafte Entwicklungs- und Optimierungspotenziale zu ermitteln, werden in der Betreuung der Wöchnerinnen Verlaufsgespräche geführt. In diesen Gesprächen werden bereits behandelte und beobachtete Sachverhalte angesprochen und wird seitens des betreuenden Personals darauf geachtet, ob Veränderungen – in welcher Hinsicht auch immer – stattgefunden haben, die einen Einfluss auf gewisse Lebensbereiche der Wöchnerin und auf die Versorgung des Neugeborenen haben. Abhängig von den Informationen, die aus diesen Gesprächen resultieren, kann das betreuende Personal seine Betreuungsmaßnahmen an die Bedürfnisse der Wöchnerin anpassen.

Entlastungsgespräche

Ist die Wöchnerin stationär aufgenommen, so hat das betreuende Personal die Gelegenheit, ihre Ruhephasen zu beobachten und sie gegebenenfalls daran zu erinnern, dass Erholungszeiten für den Heilungsprozess und zur physischen, psychischen und emotionalen Verarbeitung notwendig sind. Um die Erwartungshaltung einzuschätzen, die die Wöchnerinnen an sich haben oder die ihnen durch Angehörige vermittelt werden, sind (Entlastungs-)Gespräche hilfreich, in denen über das derzeitige Befinden gesprochen wird. Diese Gespräche eignen sich auch dazu, den familiären Umkreis, in dem sich die Wöchnerinnen befinden, einzuschätzen.

Dokumentation des Gesprächsverlaufs

Häufig öffnen sich Wöchnerinnen den betreuenden Personen während pflegerischer Interventionen durch subtile Äußerungen. Daher ist die kommunikative, psychosoziale Kompetenz des betreuenden Personals von hohem Stellenwert, um etwaige aufkommende Probleme frühzeitig erkennen zu können. Es ist oft schwierig, die subtilen Bedürfnisse aus solchen Äußerungen herauszufiltern. Abhängig von der Situation und vom Gesprächsthema können Äußerungen aufgegriffen und hinterfragt werden. Bleibt die Bedeutung der Äußerungen im weiteren Gesprächsverlauf unklar, ist die Dokumentation des Gesprächsverlaufs hilfreich, um zu einem anderen Zeitpunkt erneut darauf zurückkommen oder bestimmte Beobachtungen nachvollziehen zu können.

Schulung, Anleitung und Beratung

Die Mitglieder der Gesundheitsberufe sind Expert*innen im Umgang mit Phänomenen während der Wochenbettphase und der Neugeborenenpflege. Sie unterstützen die Wöchnerin, ihr Neugeborenes und die involvierten Bezugspersonen während dieser Zeit. Der Fokus des betreuenden Personals liegt auf der Hilfe zur Selbsthilfe. Um dieses Ziel zu erreichen, werden die Wöchnerin und die involvierten Bezugspersonen geschult, angeleitet und beraten. So wird beiden Seiten schrittweise Verantwortung übertragen und Vertrauen in ihre Fähigkeiten vermittelt, was wiederum Vertrauen schafft und die professionelle Beziehung zum betreuenden Personal fördert.

Kommunikation zum Beziehungsaufbau

Eine deutliche, wertschätzende Kommunikation ist für den Aufbau einer Vertrauensbasis unerlässlich. Wöchnerinnen sind aufgrund der hormonellen Veränderungen nach der Geburt besonders sensibel. Daher empfiehlt es sich besonders während dieser Zeit, Themen- und Wortwahl auf sie abzustimmen.

9.4 Umgang mit Neugeborenen

Das betreuende Personal achtet in der ersten Zeit nach der Geburt auf den Umgang der Mutter und des Vaters mit dem Neugeborenen. Es kann unter Umständen vorkommen, dass die Mutter und der Vater ihre eigenen Fähigkeiten infrage stellen und das Kind mit Übervorsicht behandeln. In erster Linie liegt die Aufgabe des betreuenden Personals in der Anleitung und Informationsweitergabe darüber, wie die Eltern ihr Kind berühren sollen:

- Großflächige Berührungen erfolgen mit der ganzen Handfläche.
- Bewegungsabläufe sollen langsam durchgeführt werden (besonders nach Stillmahlzeiten).
- Hochnehmen des Neugeborenen: Mit beiden Händen wird unter die Schulterblätter gegriffen, wenn möglich stützen die Finger den Nacken und Teile des Kindskopfes; das Kind wird auf eine Seite gedreht, dabei stützt der Unterarm der Bezugsperson das Kind; in einer spiraligen Bewegung wird zuerst der Oberkörper des Kindes hochgehoben und anschließend der Unterkörper.
- Niederlegen des Neugeborenen: Mit beiden Händen wird unter die Schulterblätter gegriffen, die Finger stützen wenn möglich Nacken und Teile des Kindskopfes; die Beine des Kindes berühren zuerst die Unterlage; in einer spiraligen Bewegung wird der Unterkörper des Kindes über eine Seite abgelegt, danach folgt der Oberkörper, wobei Kindskopf und Nacken weiterhin mit den Fingern gestützt und schließlich zuletzt auf der Unterlage abgelegt werden.
- Wickeln: Der Windelwechsel erfolgt im Sinne der Kinästhetik in Form von drehenden Bewegungen. Um die verschmutzte Windel zu entfernen und die frische unter dem Gesäß zu platzieren, wird das Kind mit dem gesamten Körper auf die Seite gedreht; die Windel sollte so angelegt und verschlossen werden, dass zwischen Kind und Windel ein Fingerbreit Abstand besteht. Um Spucken oder Erbrechen zu vermei-

den, sollte das Kind möglichst vor der Stillmahlzeit gewickelt werden. Wickelbedarf besteht, wenn der Indikatorstreifen auf der Einmalwindel zur Gänze verfärbt ist, die Bezugsperson einen aromatischen Geruch wahrnimmt oder bereits Harn oder Stuhl ausläuft. Ist der Windelbereich des Kindes gerötet und verletzt, muss häufiger gewickelt werden. Wenn möglich sollte das Kind beizeiten windelfrei belassen werden.

Sicherheit für das Neugeborene

Um die Sicherheit des Neugeborenen zu gewährleisten, sollte Folgendes beachtet werden:

- Wenn die Bezugspersonen zu Fieberblasen neigen, sollte darauf hingewiesen werden, die Fieberblasen abzukleben und besonders auf hygienische Maßnahmen wie die Händedesinfektion zu achten. Es sollte auch davon abgeraten werden, während des Bestehens der Fieberblasen mit dem Kind Interaktionen wie z. B. Küssen durchzuführen.
- Bei Erbrechen sollte das Kind entweder hoch- oder auf die Seite gelagert werden, damit es den Mageninhalt adäquat ausbrechen kann und nicht aspiriert.
- Das Neugeborene darf auf dem Wickeltisch nicht alleine gelassen werden (Faustregel: mindestens eine Hand sollte immer beim Kind sein).
- Wenn das Neugeborene zusammen mit der Mutter im Bett liegt, soll die Mutter darauf achten, dass das Steckgitter mit einem Stillkissen oder anderen Lagerungshilfsmitteln gut ausgepolstert ist und keine Möglichkeit besteht, dass das Kind aus dem Bett fallen kann. Das Neugeborene sollte immer zwischen Mutter und ausgepolstertem Steckgitter liegen.
- Falls die Mutter mit dem Neugeborenen das Zimmer verlassen will, um z. B. auf der Station spazieren zu gehen, soll sich das Neugeborene immer im Kinderwagen befinden (Sturzprophylaxe zur rechtlichen

Absicherung). Dabei sollte der Mutter die Funktion des Kinderwagens erläutert werden.

- Sobald keine Bezugsperson das Neugeborene beaufsichtigen kann, wird die Mutter angewiesen, das Neugeborene vorübergehend zum Stationsstützpunkt zu bringen, z. B. wenn sie duschen geht oder die Station verlassen will.
- Die Pflegeperson erfragt, ob ein Schnuller zur Beruhigung verwendet werden darf. Dieser würde zum Einsatz kommen, wenn das Neugeborene beispielsweise Bauchschmerzen oder Blähungen hat, allgemein unruhig ist oder auch vor einer ärztlichen Untersuchung beruhigt werden soll. Besonders hilfreich kann er der Mutter werden, wenn das Kind das Windelwechseln bzw. Entkleiden nicht toleriert oder nach dem Säuglingsbad unruhig wird. Der Schnuller ist auch günstig, wenn das Neugeborene für das Screening kapillär gestochen werden muss („PKU-Test"). Er gibt dem Kind das Gefühl, an der mütterlichen Brust angedockt zu sein. Demnach vermittelt der Schnuller dem Kind Sicherheit – es beruhigt sich. In manchen Fällen jedoch nützt der Schnuller als Beruhigungsmittel nicht viel. Außerdem tolerieren viele Mütter den Schnuller nicht, da das Risiko einer Kieferdeformation durch den regelmäßigen Gebrauch des Schnullers erhöht ist. Es kann auch sein, dass das Kind durch den Schnuller von der Brust entwöhnt wird und danach die mütterliche Brust nicht mehr akzeptiert.

Waschen und Ankleiden

Neben der Teilwaschung, wo einzelne Körperareale von Verunreinigungen befreit werden (bei grober Verunreinigung wie nach Stuhlgang oder Erbrechen), gibt es die Ganzkörperwaschung und das Baden. Das Waschen wird als Anlass genommen, den körperlichen Zustand des Kindes zu prüfen (Inspektion der Haut des Neugeborenen, Nabelstumpfpflege, Augen-, Ohren-, und Nasenpflege).

Vorbereitung:

- Fenster schließen
- Raumtemperatur zwischen 20–22 °C regulieren
- Wärmestrahler aufdrehen (Intensität beachten) und auf die Wickelunterlage richten
- Handtuch und Stoffwindeln vorbereiten, Handtuch kann auf der Wickelunterlage aufgebreitet werden
- Einmal- oder Stoffwindel vorbereiten (zum Wickeln)
- Bekleidung vorbereiten
- evtl. Pflegecreme vorbereiten (nicht direkt unter dem Wärmestrahler!)
- Waschlappen bereitlegen
- Babykamm oder Babybürste bereitlegen
- Badethermometer zurechtlegen
- Ganzkörperwaschung: Waschschüssel vorbereiten
- Säuglingsbad: Säuglingswanne vorbereiten
- evtl. Badezusatz bereitstellen

Durchführung:

Ganzkörperwaschung

Bei der Ganzkörperwaschung werden zuerst der Unterkörper und danach der Oberkörper gewaschen.

- **Begrüßungsritual** durchführen
- Neugeborenes auf das ausgebreitete Badetuch legen
- Unterkörper entkleiden
- Gesäß und im Anschluss daran die Beine waschen und abtrocknen
- Windel anlegen
- Oberkörper entkleiden
- Gesicht des Kindes mit dem feuchten, ausgewrungenen Waschlappen waschen und abtrocknen, die Augen dabei aussparen

- Augen werden separat mit einem (nichthaarigen) feuchten Wattepad oder einem eigenen Waschlappen von außen nach innen gereinigt
- Haare, Ohren, Hals, Arme und Brustbereich waschen und abtrocknen
- bei trockener Haut mit Pflegelotion (z.B. Sonnenblumenölsalbe) eincremen
- Neugeborenes ankleiden
- evtl. mit Bürste oder Kamm Haare ausbürsten bzw. ausfrisieren
- Neugeborenes hochnehmen und loben

Säuglingsbad

Ein Säuglingsbad kann entweder anregend oder beruhigend durchgeführt werden. Der Zeitpunkt des Badens ist entscheidend und sollte nicht unmittelbar nach einer Stillmahlzeit gewählt werden, da das Bad sehr kreislaufbelastend sein kann. Im Gegensatz zur Ganzkörperwaschung werden das Gesäß und der Genitalbereich zuletzt gewaschen.

- Wasser in Körpertemperatur in die Säuglingswanne einlassen (37 °C ± 0,5 °C)
- Dauer: nicht länger als 5 Minuten, bei massiver Unruhe ggf. abbrechen
- **Begrüßungsritual** durchführen
- Neugeborenes auf das ausgebreitete Badetuch legen und entkleiden
- Kind in Wiegehaltung hochnehmen
- mit den Beinen voran langsam in die Säuglingswanne setzen
- bei Rechtshändern umfasst die linke Hand das Schultergelenk des Kindes
- Haare, Ohren, Hals, Arme und Brustbereich waschen und abtrocknen
- gegebenenfalls auf den Bauch drehen, um den Rücken zu waschen: das Kind wird mit beiden Händen genommen und zur Betreuungsperson gedreht, wobei das rechte Schultergelenk des Kindes mit der linken Hand umschlossen wird und der rechte Arm des Kindes über dem Arm der Betreuungsperson hängt

- Kind zurückdrehen
- Beine, Gesäß und Genitalbereich waschen
- Kind aus der Wanne nehmen und in das Badetuch einhüllen
- bei trockener Haut mit Pflegelotion (z. B. Sonnenblumenölsalbe) eincremen
- Neugeborenes ankleiden
- evtl. mit Bürste oder Kamm Haare ausbürsten bzw. ausfrisieren
- Neugeborenes hochnehmen und loben

In der Regel ist es nicht notwendig, das Neugeborene jeden Tag zu baden, denn es macht sich – von gefüllten Windeln und gespuckter Milch abgesehen – noch nicht schmutzig. Wenn die Mutter ihr Neugeborenes baden will, wird daher empfohlen, das Säuglingsbad 1- bis 2-mal wöchentlich, bei gröberen Verschmutzungen, z. B. durch Stuhlverklebungen oder nach Erbrechen, und bei Körpergeruch durchzuführen.

Häufiges Baden belastet den noch unreifen **Säureschutzmantel** der zarten Neugeborenenhaut stark. Wichtig ist, dass der Windelbereich immer sauber gehalten wird (vgl. Laue, 2008, S. 385). In der Regel reicht es aus, das Kind mit klarem Wasser zu baden. Viele Badezusätze haben Inhaltsstoffe, die die empfindliche Haut anfälliger für Irritationen macht. Wenn die Haut des Neugeborenen rosig aussieht, ist es nicht notwendig, Pflegeöl oder Pflegecreme zu verwenden. Ist die Haut hingegen trocken, hat es sich bewährt, leicht resorbierbare Cremen wie Sonnenblumenölcreme zur Pflege anzuwenden. Auf geruchsintensive und parfümierte Pflegecremen sollte aufgrund der Zusätze verzichtet werden.

Zusätzlich kann den Bezugspersonen eine Einführung ins Säuglingsbad angeboten werden, wenn sie das Neugeborene zum ersten Mal baden.

Im **Badekurs** werden folgende Themen angeschnitten:

- Indikationen, Kontraindikationen und Regelmäßigkeit des Säuglingsbades

- Orte, an denen das Kind gebadet werden kann, bzw. spezielle Badevorrichtungen (z. B. Babybadewanne, TommyTub® etc.)
- Materialien (Handtücher, Waschlappen, [Stoff-]Windeln, Kleidung, empfohlene Körperpflegeprodukte)
- Vorbereitung der Umgebung (richtige Raumtemperatur, Wassertemperatur, sichere Umgebung)
- Vorbereitung des Neugeborenen auf das Baden
- Dauer des Säuglingsbades
- Durchführung des Bades (richtiges, kopfunterstützendes Halten des Kindes, Waschen des Kindes und Beachtung der kindlichen Reaktionen)
- Nachsorge des Neugeborenen (Inspektion der Haut, Nabelstumpfpflege, Augen-, Ohren- und Nasenpflege, Körperpflegeprodukte, Ankleiden und „Belohnen" des Kindes)
- Nachbereitung der Umgebung (gründliche Reinigung und Desinfektion der Umgebung, besonders auf der Station)
- Anleitung durch eine Kinderkrankenpflegeperson beim ersten Baden, das die Mutter durchführt

Ankleiden

Beim Ankleiden sollten Hals- und Ärmelöffnung der Kleidungsstücke vorgedehnt werden. Prinzipiell sollten Kleidungsstücke gewählt werden, die nicht zu eng geschnitten sind und dem Kind genügend Bewegungsfreiheit geben. Das Oberteil wird aufgerollt, die Halsöffnung vom Hinterkopf über das Gesicht angezogen (Beugebewegung des Kopfes wird der Streckbewegung vorgezogen). Die Arme werden durch die Ärmel gezogen, wobei das Kind nicht an den Fingern, sondern behutsam an den Unterarmen gefasst wird. Auch beim Unterteil gilt, das Kind nicht an den Zehen zu fassen, wenn die Beine durchgezogen werden, sondern behutsam an den Unterschenkeln.

9.5 Beziehungsaufbau durch spezielle Interventionen

Die Familie nimmt einen zentralen Stellenwert während dieses Entwicklungsprozesses ein. Sie gibt dem Kind Halt und Sicherheit und dem behandelnden Personal entscheidende Hilfestellungen (vgl. Smith et al., 2007, S. 82).

Im Allgemeinen wird in der Neonatologie familienorientierte Pflege in Form von Bezugspflege angewandt. Bezugspflege schafft Vertrauen zwischen den Eltern, ihren Kindern und dem pflegerischen Fachpersonal. Jede Pflegeperson hat ihre eigene Pflegetechnik und Berührungsqualität. Durch Bezugspflege werden bestimmte Handlungsabläufe zwischen Eltern und Kindern „routiniert". Bezugspflege nimmt den Frühgeborenen somit den „Überraschungseffekt" ungewohnter Handlungs-, Berührungs- und Bewegungsabläufe.

Die Eltern haben bei der Betreuung und Entwicklungsförderung der Neu- und Frühgeborenen einen besonderen Stellenwert. Die Eltern werden so viel wie möglich in alle Interventionen miteingebunden. Dies macht die Eltern nicht nur zu Zuschauern, sondern sie beteiligen sich aktiv an der Entwicklungsförderung ihrer Kinder. Der Aufbau der Eltern-Kind-Beziehung ist Teil der Elternintegration (vgl. Anderzén-Carlsson et al., 2014). Die Eltern haben die Möglichkeit, ihre Kinder rund um die Uhr besuchen zu können. Dafür ist es wichtig, dass neonatologische Intensivstationen eine familienfreundliche Umgebung bereitstellen (vgl. Wigert et al., 2009, S. 139).

Der Kontakt mit den Eltern ist für **Frühgeborene** ausschlaggebend. Daher wird den Eltern bei jeder Gelegenheit angeboten, mit ihren Kindern zu „bonden". **Bonding oder Känguruen** meint den Haut-zu-Haut-Kontakt zwischen den Eltern und ihren Kindern, indem die Kinder auf den nackten Oberkörper der Eltern gelegt werden. Dies stellt die „intimste" Form des Kontakts zwischen Eltern und Kindern dar (vgl. Blomqvist et al., 2012; Moore et al., 2012; Helth/Jarden, 2013). Voraussetzung für die Känguru-Methode ist, dass das Kind währenddessen stabil bleibt. Die WHO veröffentlichte 2007 Richtlinien für adäquates Känguruen. Darin enthalten sind auch die stationären Voraussetzungen und die Durchführungsweise von Känguruen (vgl. WHO[8], 2007). Unzählige Studien belegen den positiven Einfluss des Eltern-Kind-Kontakts auf die Entwicklung des Kindes. Bergmann et al. führten 2004 eine randomisierte Kontrollstudie über den Haut-zu-Haut-Kontakt im Vergleich zur „konventionellen Inkubatorpflege" ab der Geburt durch, um die physiologische Stabilität von Neu- und Frühgeborenen mit einem Gewicht von 1200–2199 g zu untersuchen. Die Studie zeigte stabilere Vitalzeichen der Versuchsgruppe, wie beispielsweise stabilere Temperatur, im Vergleich zur Kontrollgruppe (vgl. Bergman et al., 2004, S. 779). Eine andere randomisierte Kontrollstudie von 2013 verzeichnete ebenfalls ein besseres kardiorespiratorisches Outcome für Frühgeborene, die täglich Känguruen erfuhren (vgl. Mitchell et al., 2013, S. 243–249). Das Stillen ist eine weitere Möglichkeit, die den Müttern nahegelegt wird, um die Beziehung zu ihren Kindern aufzubauen.

Die Eltern werden in die Pflegehandlungen mit ihren Kindern miteingebunden. Unmittelbar nach der Geburt werden die Eltern bereits über die Wichtigkeit der Berührungsqualität informiert, in Pflegehandlungen und Verhaltensbeobachtung eingeschult.

Unterstützung wird den Eltern so lange, wie sie es persönlich für notwendig halten, und bei Bedarf gegeben. Übernehmen sie allerdings zur Gänze Pflegehandlungen, so wird ihnen diese „Freiheit" gegeben, da auch „einfachste" Pflegehandlungen wie das Wickeln die Eltern-Kind-Beziehung fördern und einen intimen Moment darstellen (vgl. Brown/Heermann, 1997, S. 193).

9.5.1 Bonding

Das sogenannte „Bonding" ist ein effektiver Weg, um die Beziehung zwischen den Bezugspersonen und dem Kind zu fördern. Bonding beschreibt die emotionale Verbindung, die das Kind mit seinen Bezugspersonen aufbaut, und ist die erste menschliche Interaktion, die es außerhalb des Mutterleibs mit den Bezugspersonen teilt (vgl. Lang, 2009). Es ist allgemein bekannt, dass eine gefestigte Beziehung zwischen Kindern und ihren Bezugspersonen die optimale Grundlage für eine adäquate Persönlichkeitsentwicklung und für die Entwicklung und Mobilisierung persönlicher Stärken und Ressourcen zur Bewältigung von Lebensaufgaben ist. Die Beziehung, die ein Kind zu seinen Eltern aufbaut, unterscheidet sich von allen restlichen Beziehungen, die es in seinem Leben aufbauen wird. Wie der Beziehungsaufbau verläuft, wird von vielen Faktoren beeinflusst. Zum einen spielen die Persönlichkeitsmerkmale von Kind und Bezugspersonen, zum anderen das Familiensystem, in welches das Kind hineingeboren und in dem es aufwachsen wird, in Verbindung miteinander eine beachtliche Rolle, die zur Einzigartigkeit dieser Beziehung beiträgt. Dabei ist der Beziehungsaufbau stark vom Resilienzverhalten der Bezugspersonen abhängig. Ein gut entwickeltes Resilienzverhalten der Bezugspersonen und ihre Begleitung durch das betreuende Team wirken sich gesundheitsfördernd und krankheitspräventiv auf das Kind aus (vgl. Ellingsen et al., 2014; Fenning et al., 2014; Goldberg/Carlson, 2014).

Das betreuende Team sieht sich der Aufgabe gegenüber, diese Verbindung zu fördern. Die Einbindung der Bezugspersonen in den Betreuungsalltag bietet Bezugspersonen und Kindern eine Vielzahl von Gelegenheiten, die Verbindung zueinander zu finden und zu festigen:

- Haut-zu-Haut-Kontakt unmittelbar nach der Geburt mit der Mutter (und dem Vater, während die Mutter versorgt wird) – die Mutter nimmt das Kind selbst auf die Brust

- erster Stillversuch in der ersten Stunde nach der Geburt – das Kind soll dabei selbst zur Brust finden (self-attachment)
- keine Trennung von Mutter und Kind (oder von Vater und Kind)
- gemeinsamer Transfer von Mutter und Kind vom Kreißsaal auf die Wochenbettstation
- 24-Stunden-Rooming-In ermöglichen
- Bedding-in
- (innerklinische) Familienzimmer
- Nachbonding
- genug Zeit für das Bonding zur Verfügung stellen – Reduzierung von Störfaktoren durch die optimierte Organisation der diagnostischen und therapeutischen Interventionen
- ausgedehnte Ruhezeiten ermöglichen
- Einbindung der Bezugspersonen in diagnostische und therapeutische Interventionen
- Begleitung, Anleitung und Einschulung der Bezugspersonen in die Neugeborenenpflege
- Begleitung, Anleitung und Einschulung der Bezugspersonen bei Komplikationen im Wochenbett
- Orientierung des Betreuungsalltags an den Bedürfnissen der Familie
- Stärkung des Selbstvertrauens der Bezugspersonen durch motivierende Gespräche

  (vgl. Lang, 2009)

Bonding findet in jeder Interaktion zwischen Bezugspersonen und Kind statt. Den effektivsten und intimsten Weg stellt dabei der direkte **Haut-zu-Haut-Kontakt** dar. Der enge Hautkontakt fördert das Vertrauen des Kindes zur Bezugsperson besonders und gibt ihm Trost und Sicherheit. Auch das regelmäßige **Tragen** des Kindes am Körper fördert die Beziehung. Dadurch kann es sich mit Bewegungen vertraut machen und gleichzeitig ein Gefühl von Sicherheit entwickeln. Außerdem hat es so immer den Geruch der Bezugsperson in der Nase. Die tägliche Routine, wie feste Kuschelrituale und Schlafenszeiten, hilft dem Kind ebenfalls dabei, sich sicher zu fühlen und ein Vertrauensverhältnis zu seinen Bezugspersonen aufzubauen.

Während des stationären Aufenthalts sollte das betreuende Personal auch darauf achten, dass die **Intimsphäre** der Bezugspersonen und des Kindes gewahrt wird, besonders während des Bondings. Es kann beide unterstützen, indem es z. B. in einem Mehrbettzimmer Paravents bereitstellt, damit Kind und Bezugspersonen ungestört Zeit miteinander verbringen können.

Beim Bonding kann es sein, dass das Kind anfänglich weint. Es ist wichtig, die Mutter wissen zu lassen, dass dieses Weinen eine Art „befreiendes Weinen" ist. Besonders bei Hautkontakt hat das Neugeborene die Gelegenheit, Stress abzulassen. Es ist ein Weg, den das Kind nützt, um zu kommunizieren, der Mutter auf diesem Weg zu erzählen, was es erlebt hat. Auf diese Weise könnte es den gesamten Geburtsstress verarbeiten. Auch die Mutter hat die Gelegenheit, diese Emotionen freizulassen. Bonding ist somit ein effektiver Weg für beide, miteinander zu kommunizieren und den bisher erfahrenen Stress zu teilen und zu verarbeiten.

9.5.2 24-Stunden-Rooming-In

Beim 24-Stunden-Rooming-In sind Mutter und Kind durchgehend mindestens 23 Stunden zusammen. Kontrolluntersuchungen sind die einzigen Interventionen, bei denen das Kind unter Umständen nicht mit der Mutter zusammen ist. Dafür bietet sich an, dass die andere Bezugsperson beim Kind bleibt. Somit wird die Betreuung des Kindes fast zur Gänze den Bezugspersonen übergeben. Das betreuende Personal unterstützt die Bezugspersonen im Umgang mit dem Neugeborenen durch Einschulung und Anleitung und führt diagnostische und therapeutische Maßnahmen im Beisein und unter Einsatz der Bezugspersonen (z. B. beim Halten, Trösten etc.) durch.

Um das 24-Stunden-Rooming-In für die Bezugspersonen noch interessanter zu machen, bietet es sich an, seine Vorteile aufzuzeigen:

- Anregung und Aktivierung des kindlichen und mütterlichen Organismus
- Anregung der Laktation
- intensives Kennenlernen durch durchgehendes Zusammensein
- das Gefühl von Sicherheit und Geborgenheit kann ausgelebt werden
- Anregung der kindlichen Verdauung
- die mütterliche Nähe wird vom Kind wahrgenommen, das Kind ist dadurch viel ruhiger und ausgeglichener
- kein unkontrolliertes Zufüttern
- kindliche Bedürfnisse können von der Mutter sofort gestillt werden
- Stabilisierung der kindlichen Thermoregulation
- die Umstellung auf häusliche Umstände fällt leichter (Mutter und Kind sind ebenso 24 Stunden zusammen)
(Grabherr-Ebner, 2002)

Viele Institutionen haben Einzelzimmer („Mutter-Kind-Zimmer"), in denen die Mutter die ersten Tage mit dem Kind ungestört verbringen kann. In Familienzimmern besteht die Möglichkeit, zusätzlich auch den Vater mit aufzunehmen. In Mehrbettzimmern kann es unterstützend sein, Paravents aufzustellen.

9.5.3 Känguru-Methode

Die Känguru-Methode empfiehlt sich besonders bei der Betreuung von Müttern mit Frühgeborenen. Dabei wird das Kind bis auf die Windel ausgezogen und auf die Brust der Bezugsperson gelegt. Auf diese Weise ist der **Haut-zu-Haut-Kontakt** gegeben. Das Kind sollte so lange wie möglich auf der Brust der Bezugsperson liegen. Dadurch wird die gegenseitige Bindung gestärkt. Sie steigert die Verhaltensregulation des Kindes und stabilisiert sowohl Metabolismus als auch Vitalparameter der Kinder (Feldman et al., 2003; Bergman et al., 2004; Ludington-Hoe et al., 2004). Außerdem fördert die Känguru-Methode die Laktation der Mutter und reduziert das Risiko einer Postpartum-Depression (vgl. Charpak et al., 2005; Boo/Jamli, 2007). Sie entspannt sowohl Kind als auch Mutter und wirkt während diagnostischer oder therapeutischer Interventionen schmerzlindernd (Philips et al., 2005). Auch der Vater kann in die Känguru-Methode eingebunden werden und auf diese Weise die Bindung zum Kind verstärken. Das betreuende Personal sollte bei der Känguru-Methode darauf achten, dass die Bezugspersonen und das Kind ungestört mindestens eine Stunde lang Haut an Haut liegen. Um einer kindlichen Hypothermie entgegenzuwirken, ist es wichtig, die Raumtemperatur so einzustellen, dass das Kind auf der Bezugsperson nicht auskühlt. Zusätzlich kann das Kind währenddessen mit Stoffwindeln und leichten Decken zugedeckt werden. Dabei sollte darauf geachtet werden, dass der Haut-zu-Haut-Kontakt nicht gestört wird.

9.5.4 Babymassage

Babymassage soll Mutter und Kind eine ideale Gelegenheit bieten, zu entspannen und Sicherheit und Geborgenheit zu empfinden. Es gibt verschiedene Arten von Babymassagen und spezielle Kurse, in denen Bezugspersonen die verschiedenen Techniken lernen können.

Die Babymassage sollte in einer ruhigen Umgebung und zu einer stressfreien Zeit durchgeführt werden. Bei der Babymassage kann kindlicher Stress gelöst werden und beim Einschlafen helfen. Prinzipiell sollte die

Babymassage auf vollen Magen durchgeführt werden, jedoch nicht unmittelbar nach der Nahrungsaufnahme. Auf der Station kann sie am Wickeltisch durchgeführt werden. Das Stillzimmer ist eine ideale Räumlichkeit dafür. Jedoch sollte die Babymassage höchstens 1 Mal am Tag durchgeführt werden. Sie sollte auch nicht zu lange dauern und es sollte während der Durchführung die kindliche Reaktion beobachtet werden. Wirkt das Kind agitiert und unruhig, sollte die Massage abgebrochen werden.

Reflexionsfragen

- Welche Rolle spielen Mutter, Vater und Betreuungsperson im Beziehungsaufbau zwischen Eltern und Kind?
- Wie kann der Beziehungsaufbau gefördert werden?
- Was ist Bonding?
- Was ist die Känguru-Methode?
- Wie würden Sie einer Mutter das Säuglingsbad demonstrieren?
- Was braucht es für eine Ganzkörperwaschung?
- Was ist das 24-Stunden-Rooming-In?
- Was sollte beim Ankleiden unbedingt vermieden werden?
- Welche Sicherheitsmaßnahmen sollten im Umgang mit einem Neugeborenen beachtet werden?
- Wie kann der Aufbau einer Vertrauensbeziehung vom betreuenden Personal gestaltet werden?
- Wie sieht der Umgang mit Neugeborenen aus?

10 Betreuungsmodelle und -konzepte in der Neugeborenenpflege

Die Betreuungsmodelle und -konzepte in der Neugeborenenpflege werden vorwiegend von Pflegepersonen angewendet und sind speziell für die innerklinische Betreuung von Neugeborenen konzipiert worden. In der Praxis spiegeln diese den alltäglichen Umgang mit Neugeborenen wider und werden daher nicht nur vom Pflegepersonal angewendet, sondern beeinflussen auch den Umgang anderer Berufsgruppen mit den Neugeborenen. Dabei wirken Pflegepersonen als Mentor*innen, die den „state of the art"-Umgang an andere Berufsgruppen und an die Bezugspersonen weitergeben. Demnach sind dies Modelle und Konzepte, die nicht nur die Pflege, sondern auch allgemein die Betreuung der Neugeborenen durch professionelle Berufsgruppen im interprofessionellen Team betreffen.

10.1 Familienzentrierte Pflege (Family Centered Care)

Familienzentrierte Pflege (FCC) ist Betreuung, welche der Mutter, ihrem Kind und den unterstützenden Familienmitgliedern

- evidenzbasiert,
- unter Beachtung der psychosozialen Situation,
- multikulturell angepasst,
- in inter- und multiprofessioneller Zusammenarbeit von Gesundheitsberufen und

unter Verwendung der essenziellen und geeigneten Technologien angeboten wird (vgl. Chalmers, 2017).

Die involvierten Familienmitglieder werden als „Expertinnen und Experten" in der Betreuung der Kinder angesehen und somit in den Betreuungsalltag miteinbezogen (vgl. Kuo et al., 2011). FCC findet hauptsächlich im pädiatrischen Bereich Anwendung, wobei die Bezugsperson den Großteil der Betreuung des Kindes übernimmt. Somit geht das betreuende Personal eine **Arbeitsbeziehung mit den Bezugspersonen** ein. Dabei nimmt das betreuende Personal vorwiegend eine lehrende und anleitende Position ein. Mit FCC wird eine ganzheitliche Herangehensweise im Umgang mit Gesundheit und Krankheit unter Miteinbeziehen der familiären Ressourcen beabsichtigt. Es gibt daher Prinzipien in der Wochenbettbetreuung, die die Rahmenbedingungen familienzentrierter Betreuung vorgeben:

- Das Betreuungsausmaß richtet sich nach den Bedürfnissen der Mütter, ihren Neugeborenen und den involvierten Bezugspersonen.
- Die Betreuung wird an die individuellen psychologischen und sozialen Bedürfnisse der Frauen und der involvierten Bezugspersonen angepasst.
- Kultursensible Betreuung ist Teil der familienzentrierten Betreuung.
- Die Familien erfahren eine individuelle, bedürfnisorientierte, respekt- und würdevolle Betreuung.
- Die Familien werden vom betreuenden Personal durch Einschulung und Anleitung ermutigt, darauf vorbereitet und dabei unterstützt, sich aktiv in die Betreuung einzubringen.
- Die Familien nehmen eine aktive Rolle bei der Entscheidungsfindung in ihrem Umgang mit dem Neugeborenen unter der Voraussetzung einer umfassenden Aufklärung über die Vor- und Nachteile, Wirkungen und Nebenwirkungen der anzuwendenden Maßnahmen ein.
- Den Familien werden umfassende Aufklärungsgespräche über das Stillen und mögliche Alternativen angeboten, um Stillfreude zu erzielen.
- Die Familien werden ermutigt, konstruktive Rückmeldungen zur Betreuung zu geben, um diese beobachten, evaluieren und optimieren zu können.

- Jegliche Informationen, die die involvierten Personen betreffen, stehen unter Datenschutz und sind vom betreuenden Personal vertraulich zu behandeln.
(Chalmers, 2017, S. 13; Übersetzung C. Ch.)

Durch das Miteinbeziehen kann das Kohärenzgefühl der Bezugspersonen und der involvierten Familienmitglieder aufgebaut werden. Die Bezugspersonen erfahren eine Form von Gesundheitserziehung, die sie schließlich zu Hause weiterführen können. Um diese Art von Betreuung optimal verfolgen zu können, braucht es die multiprofessionelle Zusammenarbeit aller involvierten Gesundheitsberufe mit den Familien.

10.2 Familienintegrierte Pflege (Family Integrated Care)

Familienintegrierte Pflege (FICare) hat das Ziel, die Familie in die Pflegeinterventionen während des stationären Aufenthaltes des Kindes miteinzubeziehen. Durch Schulungs- und Anleitungsmaßnahmen werden die unmittelbaren Bezugspersonen in die Pflege ihrer Kinder eingebunden und so bemächtigt, aktiver Bestandteil des betreuenden Teams anstatt passive Beobachter*innen zu sein. Dadurch wird das Elternbewusstsein sukzessive gestärkt, was einerseits die Eltern-Kind-Bindung kräftigt, andererseits Vertrauen in die eigenen Fähigkeiten des „Eltern-Seins" aufbaut. (vgl. Patel et al., 2018) In FICare wirken Eltern als Gegenspieler*innen zu innerklinischen Stressoren, die durch den Betreuungsalltag für die Kinder zustande kommen, und sind somit wichtige Faktoren der kindlichen Entwicklungsförderung. (vgl. O'Brien et al., 2018) Darüber hinaus wird die Eltern-Kind-Interaktion trainiert, der Haut-zu-Haut Kontakt im Sinne der Känguru-Methode gefördert und der Aufbau der Mutter-Kind-Beziehung durch das Stillen gefördert. FICare setzt außerdem den Fokus auf den

Aufbau und die Stärkung einer Partnerschaft zwischen den unmittelbaren Bezugspersonen und dem betreuenden Team. Längerfristig werden sie zu kompetenten Pflegenden, die die Grundversorgung ihrer Kinder während des stationären Aufenthaltes übernehmen. (vgl. Franck/O'Brien, 2019, S. 9)

Vorreiter und Entstehung

FICare basiert auf dem Modell des „Humane Neonatal Care" (HNC), das auf einer neonatologischen Intensivstation in Estland entwickelt wurde, welches aufgrund von enormem Personalmangel Mütter durch Anleitung und Schulung in die Pflege miteinbezog. Die Mütter übernahmen etliche Pflegeinterventionen mit Ausnahme der Pflege intravenöser Zugänge, Pflege der Atemunterstützung und des Medikamentenmanagements. HNC konnte mit einer verbesserten Gewichtszunahme des Kindes assoziiert werden, was die Wichtigkeit der elterlichen Einbindung in die Pflege, im Besonderen der Pflege von Frühgeborenen, während des stationären Aufenthaltes verdeutlichte. Folglich wurde FICare gemeinsam mit Bezugspersonen von einem multidisziplinären, neonatologischen Intensivteam auf einer kanadischen Intensivstation im Mount Sinai Hospital in Toronto entwickelt. (vgl. Franck et al., 2020; Bracht et al., 2013) Durch ein Schulungskommittee wurden im Rahmen einer Literaturrecherche grundlegende Bedürfnisse der Eltern in Bezug auf die Informationsvermittlung und Einschulung von Bezugspersonen auf neonatologischen Intensivstationen und Evidenzen, die die Wichtigkeit von FICare stützen, erhoben. Bezugnehmend auf die Ergebnisse der Literaturrecherche wurde ein Schulungsprogramm erstellt, auf der neonatologischen Intensivstation implementiert und in weiterer Folge evaluiert (vgl. Bracht et al., 2013, S. 116–121).

Aufbau des Konzepts

Vier Säulen stützen das Modell. Sie bestehen aus essenziellen und optionalen Komponenten:

Säule 1: Umgebung

Es bedarf einer adäquaten Umgebung, um FICare patientennah zu gewährleisten. Dazu zählen mindestens:

- die Bereitstellung von Lehnstühlen um verlängertes Bonding zu ermöglichen und den Haut-zu-Haut-Kontakt zu fördern
- Rückzugsräume für Bezugspersonen in der Nähe der neonatologischen Intensivstation
- Möglichkeiten für die Lagerung und Vorbereitung von Nahrungsmitteln für die Bezugspersonen
- Aufbewahrungsmöglichkeiten für Kleidungsstücke und Wertgegenstände
- 24-Stunden-Besuchszeit
- die Unterstützung der Bezugspersonen durch definierte Klinikrichtlinien
- ein definiertes Steuerungskommittee, bestehend aus Mitgliedern des multidisziplinären neonatologischen Intensivteams und aus Bezugspersonen (Eltern)

(vgl. Franck et al., 2020)

Säule 2: Neonatologisches Intensivteam und Unterstützung

Die Ernennung von pflegerischen FICare-Beauftragten, Schulungen über FICare für alle Teammitglieder, Fortbildungen für Pflegepersonen zur Stärkung des Rollenverständnisses als Lehrende und Trainer*innen der Bezugspersonen sowie die Eingliederung von FICare als Bestandteil der Einschulung und Fortbildung gewährleisten die Implementierung von

FICare auf der neonatologischen Intensivstation. Dabei ist die Unterstützung durch die Leitungsebene besonders wichtig. (vgl. Franck et al., 2020)

Säule 3: Elterliche Schulung und psychologische Unterstützung

Kernkomponente von FICare ist das Schulungsprogramm und die Unterstützung der Bezugspersonen. Es besteht aus patientenfernen Gruppenschulungseinheiten und patientennahen Schulungen mit den Bezugspersonen und ihren Kindern und deckt folgende Themengebiete ab:

- den kindlichen Gesundheitszustand („*information on infant health*")
- Kinderpflege („*infant care*")
- Elterneinbindung („*positive parenting*")
- Bewältigungsstrategien („*coping*")
- Eltern-Kind-Bindung („*attachment*")
- situative Anpassung der Eltern mit einem intensivpflichtigen Kind („*adapting to having an infant in the NICU*")

In einem Zeitraum von drei Wochen und in Abhängigkeit der familiären Bedürfnisse durchlaufen die Bezugspersonen das Schulungsprogramm. Informationsmaterialien in Form von Broschüren und Handzetteln werden bereitgestellt. (vgl. Bracht et al., 2013) Zusätzlich besteht auf manchen neonatologischen Intensivstationen die Möglichkeit zur Verwendung von mobilen Applikationen und Internetseiten, falls Bezugspersonen nicht direkt am Schulungsprogramm teilnehmen können.

Ebenso können Eltern ehemaliger (intensivpflichtiger) Frühgeborener in FICare implementiert werden, um die Bezugspersonen während des Aufenthaltes ihres Kindes auf der neonatologischen Intensivstation zu unterstützen. Sie werden zu Eltern-Trainer*innen und erhalten regelmäßig Fortbildungen in Bezug auf Gesprächsführung und Elternanleitung. (vgl. Franck et al., 2020)

Säule 4: Aktive Teilnahme (der Bezugspersonen)

Die aktive Teilnahme der Bezugspersonen als primäre Versorger*innen des Kindes und integrale Mitglieder des betreuenden Teams umfasst die Durchführung spezifischer Pflegeinterventionen wie:

- Windelwechsel
- Mahlzeitengabe (Stillen, Flaschenfütterung, enterale Sondierung)
- Wiegung
- Haut-zu-Haut Kontakt
- Nicht-medikamentöses Schmerzmanagement während schmerzhafter Interventionen (z. B. durch Halten)

(vgl. Franck et al., 2020)

Der Handlungsrahmen der Bezugspersonen steht in direkter Abhängigkeit von den gesetzlichen und klinischen Vorgaben. Eine genaue Definition des Handlungsrahmens für Bezugspersonen in der Durchführung von spezifischen Pflegeinterventionen ist daher empfehlenswert. Eine prozesshafte Heranführung der Bezugspersonen an die Pflegeinterventionen ist wichtig, um Überforderung und Unsicherheit zu vermeiden.

Anwendungsgebiete

FICare ist ein Pflegemodell, das primär auf neonatologischen Intensivstationen Anwendung findet. Die Klientel neonatologischer Intensivstationen umfassen intensivpflichtige Neugeborene. Dies inkludiert nicht nur kranke Reifgeborene, sondern auch Frühgeborene und übertragene Neugeborene.

Grenzen

Obwohl FICare unter anderem einen positiven Einfluss auf das elterliche Bewusstsein, das Rollenverständnis als Eltern und die Kommunikation zwischen Bezugspersonen und dem betreuenden Team hat, so kann ihre Implementierung auch herausfordernd sein. (vgl. Broom et al., 2017) Strukturelle Vorgaben wie Restriktionen der Besuchszeiten, starre Klinikleitlinien in Bezug auf den elterlichen Handlungsrahmen und logistische Gegebenheiten können die Implementierung erschweren. Blockaden und mangelnde Unterstützung auf Führungsebene und innerhalb des betreuenden Teams können hinderlich sein. (vgl. Franck et al., 2020) Zudem sind zeitliche und personelle Ressourcen für die Implementierung dieses Pflegemodells oft nicht vorhanden.

Das auf der neonatologischen Intensivstation des Mount Sinai Hospital in Toronto, Kanada entwickelte Pflegemodell orientierte sich an den strukturellen, personellen und logistischen Möglichkeiten der Station. Da diese von Intensivstation zu Intensivstation variieren können, ist eine Abwandlung des Modells notwendig. Familiäre Herausforderungen und Bedürfnisse oder gesundheitliche Probleme wie psychische Erkrankungen, zu bewältigende örtliche Distanzen und finanzielle Herausforderungen können den Ablauf von FICare im Wesentlichen negativ beeinflussen.

10.3 Pflegekonzepte

Umfassende Pflegekonzepte zur Förderung der Entwicklung des Neugeborenen unter Miteinbeziehung sowohl der kindlichen als auch der familiären Bedürfnisse sind eine Notwendigkeit, um das adäquate Gedeihen des Kindes in einer fremden (außerhalb des Mutterleibs) und teilweise feindlichen (Krankenhauskeime und dadurch erhöhte Infektions- und Lebensgefahr) Umgebung zu gewährleisten. Die sogenannten entwicklungsfördernden Pflegekonzepte unterstützen die Familie im Beziehungsaufbau. Das heißt, dass die Konzepte primär bei „gesunden" Neugeborenen angewendet werden (vgl. Als et al., 1986, S. 1123–1132; Als et al., 1994, S. 853–858; Bhutta et al., 2002, S. 728–737; Haumont, 2005, S. 64–66; Westrup et al., 2007, S. 12–18; McAnulty et al., 2010, S. 1920–1926).

10.3.1 Basale Stimulation®

Die Basale Stimulation® ist ein Handlungskonzept, das den Betroffenen in sämtlichen Sinnesbereichen **Körper- und Bewegungserfahrungen** (somatisch, vestibulär, vibratorisch, akustisch, visuell) ermöglicht (vgl. Bienstein/Fröhlich, 2012, S. 40–83). Entwickelt wurde dieses Konzept in den 1970er-Jahren von Andreas Fröhlich, einem Sonderpädagogen, zur Früh- und Wahrnehmungsförderung von Kindern mit körperlichen und geistigen Behinderungen. Er ging davon aus, dass Kinder die Fähigkeit zur Kommunikation bereits im Mutterleib durch bestimmte Stimulationen erlernen und so in der Lage sind, ihre Umwelt wahrzunehmen und mit ihr zu kommunizieren. Dies stellt eine Form der individuellen Kommunikation zwischen zwei Individuen dar (Pflegeperson und Frühgeborenes) und ermöglicht so die Herausbildung einer individuellen, nonverbalen Mitteilungsform (vgl. Uhlemann et al., 2000, S. 364; Behn, 2007, S. 211; Bienstein/Fröhlich, 2012, S. 9–11).

Mittels einer sogenannten **„Initialberührung"** wird der Kontakt mit den Frühgeborenen aufgenommen und möglichst so lange beibehalten, wie die Intervention an ihnen andauert. Daher sind Vorbereitung und Ablauf einer Intervention sehr wichtig, damit der Kontakt zum Frühgeborenen nicht unterbrochen wird, wenn die betreuende Person „weggreifen" muss, um beispielsweise ein Hilfsmittel heranzuholen. Basale Stimuli können auf verschiedene Art und Weise gesetzt werden. So zählen das Einmassieren von Hautpflegemitteln, das bloße Sprechen mit den Frühgeborenen und das Anbieten von in Tee getränkten Wattestäbchen beispielsweise zu basalen Stimulationsformen. Solche Pflegehandlungen geben den Frühgeborenen die Gelegenheit, ihren eigenen Körper und Körpergrenzen mittels Berührung durch andere wahrzunehmen (vgl. Uhlemann et al., 2000, S. 359–370; Behn, 2007, S. 211).

10.3.2 Kinästhetik Infant Handling®

Kinästhetik Infant Handling® beschäftigt sich mit der Bewegungsempfindung von Kindern (vgl. Maietta/Hatch, 2011, S. 10). Ruckartige, unnatürliche, unphysiologische, durch andere verursachte Bewegungsmuster und unkoordinierte, desorientierende Bewegungsabläufe sind Stressoren, die die Entwicklung der Frühgeborenen beeinträchtigen können (vgl. Holsti et al., 2005, S. 293–302; Eckstein-Grunau, 2013, S. 1–13).

Durch Kinästhetik Infant Handling® versucht man, den Frühgeborenen durch **langsame, physiologische Bewegungsmuster** Orientierung und Gelegenheit zu geben, die einzelnen Interventionen verstehen zu lernen. Durch routinemäßige Bewegungen, wie z.B. das Drehen des Kindskörpers während des Wickelns, lernen Frühgeborene den Handlungsablauf des Wickelns kennen. Durch großflächige Berührung und Begrenzungen mit Lagerungshilfen werden den Frühgeborenen ihre eigenen Körpergrenzen deutlich. Dies gibt ihnen Sicherheit, und reflexartige Stressbewegungen wie das Rudern mit den Armen oder Myoklonien (zittrige, fahrige Bewegungen) werden reduziert oder sogar verhindert (vgl. Maietta/Hatch, 2011, S. 157).

10.3.3 NIDCAP®

Im neonatologischen Bereich ist das Wissen über entwicklungsfördernde Pflegekonzepte wichtig für den Umgang mit dem Neu- oder Frühgeborenen. Das wohl bekannteste Konzept ist unter dem patentierten Namen „NIDCAP®" (Newborn Individualized Developmental Care and Assessment Program) bekannt.

Definition und Erfinderin

Heidelise Als ist Entwicklungspsychologin an der Harvard University in Boston und beschäftigt sich seit den 1970er-Jahren mit dem Verhalten

Frühgeborener. Basierend auf diesen Verhaltensbeobachtungen entwickelte sie einen Einschätzungsbogen, auf dem das kindliche Verhalten unter Bezugnahme auf bestimmte Kriterien eingetragen und so die individuelle Betreuung aufgebaut wird. Weiterführend erarbeitete Als Richtlinien, die, basierend auf entwicklungsfördernden Kriterien, vorgeben, wie die Umgebung der Neu- und Frühgeborenen (stationäres Setting) eingerichtet sein soll, um deren Entwicklung zu unterstützen. Dieses Konzept, bei dem die Betreuung individuell angepasst werden kann, wurde als „Newborn Individualized Developmental Care and Assessment Program" mit dem Akronym „NIDCAP®" weitergeführt (vgl. Smith et al., 2007, S. 85–87). NIDCAP® zielt darauf ab, Defizite, die durch die Frühgeburtlichkeit zustande kommen, auszugleichen. Es zählt zu den entwicklungsfördernden Pflegekonzepten und versucht mithilfe von speziellen medizinischen und pflegerischen Interventionen, das „Stress- und Schmerzerleben" der Neu- und Frühgeborenen zu reduzieren und eine adäquate Gehirnentwicklung zu ermöglichen, um auf diese Weise das Langzeitergebnis in Bezug auf die kindliche Entwicklung und den Aufbau des Familienverbandes zu unterstützen (vgl. Als et al., 1986, S. 1123–1124; Als et al., 1994, S. 853; Haumont, 2005, S. 66; Smith et al., 2007, S. 82; Als et al., 2012, S. 797–803).

Aufbau des Konzepts

Das NIDCAP®-Konzept zielt darauf ab, eine auf **Bezugspflege** basierende **entwicklungsfördernde Umgebung** für die Neu- und Frühgeborenen und ihre Familien zu schaffen, indem Verhaltensorganisation und Bedürfnisse des Kindes sowie der Familien in den Krankenhausalltag miteinbezogen werden.

Dabei wird angenommen, dass bei Anwendung des NIDCAP®-Konzepts

- eine genaue Beobachtung des kindlichen Verhaltens während der Interventionen Aufschluss darüber gibt, wie Stress- und Schmerzerleben der Neu- und Frühgeborenen reduziert werden können und so die kindliche Entwicklung optimiert werden kann.

- das Pflegepersonal selbst von den entwicklungsfördernden Interventionen profitiert.
- die daraus resultierenden Anpassungen der Pflege einen positiven Einfluss auf die kindliche (neurologische) Entwicklung, die Prävalenz von Komplikationen und den Beziehungsaufbau zur Familie haben. (vgl. Smith et al., 2007, S. 82)

Die **Beobachtungen des kindlichen Verhaltens** werden auf einem Bogen festgehalten. Die Neu- und Frühgeborenen werden 20 Minuten vor, während und mindestens 20 Minuten nach den Interventionen beobachtet, und zwar im Hinblick auf Vitalzeichen (Herzfrequenz, Sauerstoffsättigung, Blutdruck und Temperatur), Saugverhalten und Einnehmen der Mahlzeiten. Wiederholtes Beobachten und Dokumentieren dieser Parameter gibt schließlich Auskunft über die Verhaltensorganisation der Neu- und Frühgeborenen. Man nimmt an, dass das beobachtete Verhalten Hinweise auf das Stress- und Schmerzerleben und auch Informationen über die individuellen Stärken und den Entwicklungsstand des jeweiligen Kindes gibt, indem dieses versucht, sich an die jeweilige Situation (Ruhe oder Intervention) anzupassen (vgl. Smith et al., 2007, S. 82).

In der Folge kann ein individuell an jedes Neu- und Frühgeborene angepasstes, entwicklungsförderndes Pflegekonzept erarbeitet werden, indem das kindliche Verhalten während des Beobachtungszeitraums in die Interventionen miteinbezogen wird. Dabei wird das Verhalten in Relation zum momentanen Gesundheitszustand (z. B. während einer Infektion) und zur kindlichen (z. B. nach dem Trauma einer Operation) und familiären Geschichte (z. B. bei mütterlichem Alkoholabusus) gestellt (vgl. Smith et al., 2007, S. 82). Sobald das individuelle Konzept erstellt wurde, wird die kindliche Umgebung darin geschult, das Kind in seinen Stärken und Bedürfnissen zu unterstützen. In die kindliche Umgebung miteingeschlossen ist der jeweilige Familienverband (vgl. Smith et al., 2007, S. 85).

Dimensionen

Zur Unterstützung der Entwicklung der Neu- und Frühgeborenen behandelt das NIDCAP®-Konzept folgende Dimensionen:

- Dimension 1: Licht- und Lärmmanagement
- Dimension 2: Stress- und Schmerzmanagement
- Dimension 3: Berührungsqualität (Umgang mit Neu- und Frühgeborenen)
- Dimension 4: Nahrungsaufnahme (stillen und füttern) und Ernährung
- Dimension 5: Eltern-Kind-Kontakt und Entwicklung elterlicher Ressourcen

Die Dimensionen stellen das Konzept von NIDCAP® im Detail dar.

Dimension 1: Licht- und Lärmmanagement

Diese Dimension umfasst ein Set an Interventionen, die verhindern sollen, dass Neu- und Frühgeborene direktem Licht oder ständiger Dunkelheit ausgesetzt sind, um das Erlernen eines **Tag-Nacht-Rhythmus** zu ermöglichen. So zeigt evidenzbasierte Forschung, dass zyklische Lichteinwirkungen (tagsüber oder während Interventionen heller und nachts oder während der Ruhephasen dunkler) positivere Auswirkungen auf Vitalzeichen (wie beispielsweise Sauerstoffsättigung), Wach-Schlaf-Rhythmus, Gewichtszunahme und das Verhalten von Neu- und Frühgeborenen haben als gedimmte Lichtverhältnisse oder permanente Dunkelheit (vgl. Ozawa et al., 2010, S. 76; Guyer et al., 2012, S. 149).

Für das Pflegepersonal ergeben sich aufgrund solcher Erkenntnisse folgende beispielhafte Interventionen:

- Inkubatoren nach Interventionen und in der Schlafphase der Neu- und Frühgeborenen mit Abdeckungen versehen
- direkte Lichteinwirkung auf Neu- und Frühgeborene vermeiden
- falls direktes Licht benötigt wird, den Gesichtsbereich der Neu- und Frühgeborenen mit einem Lichtschutz (z. B. einer Stoffwindel) bedecken

(vgl. Brown/Heermann, 1997, S. 193)

Es soll außerdem darauf geachtet werden, dass der Lärmpegel, der oftmals bereits durch die lebenserhaltenden Maschinen hoch ist, so niedrig wie möglich gehalten wird (vgl. Brown/Heermann, 1997, S. 193; Hirsch[1], 2015, S. 8–14). Die WHO hat 1999 in einem Bericht zum Geräuschmanagement für das Krankenhaussetting einen maximalen Geräuschpegel von 30 Dezibel vorgegeben (aktuell gültig), wobei Messungen an Intensivstationen im Jahr 2015 beispielsweise zeigten, dass Monitoralarmlautstärken von 1–10 schon 52,1–75,8 Dezibel ergaben (vgl. WHO[9], 1999, S. 47; Hirsch[2], 2015, S. 69). Ein exemplarisch gemessener Wert in einem Nachtdienst auf einer Intensivstation lag bei 44,31 Dezibel (vgl. Hirsch[1], 2015, S. 14; WHO[10], 2009, S. 109). Um den **Lärmpegel so niedrig wie möglich** zu halten, werden folgende beispielhafte Interventionen durchgeführt:

- Alarmtonlautstärken der Überwachungsmonitore reduzieren
- Gespräche außerhalb der Patientenzimmer oder in den dafür zur Verfügung gestellten Gesprächsräumen führen
- Materialien, die für Interventionen benötigt werden, nicht auf Inkubatoren abstellen, sondern auf einem eigens dafür vorbereiteten Tisch (vgl. Brown/Heermann, 1997, S. 193)

Dimension 2: Stress- und Schmerzmanagement

Viel Ruhe und Schlaf sind Voraussetzungen für eine stressfreie Entwicklung der Frühgeborenen (vgl. Kleberg et al., 2002, S. 83–91). Diagnostische Maßnahmen wie Blutabnahmen, Ultraschall und die allgemeine Begutachtung stabiler Frühgeborener finden im Allgemeinen während der Wachheitsstadien statt. Die Pflegerunden orientieren sich an den Schlaf-Wach-Rhythmen. Das Erleben von Schmerz ist subjektiv und mit objektiven Messinstrumenten daher schwer zu erfassen. Schmerzerlebnisse werden mit Stressreaktionen assoziiert. Es gibt Hinweise darauf, dass bereits Föten Schmerz erleben können und in weiterer Folge auch bei Neu- und Frühgeborenen Schmerzempfinden vorhanden ist (vgl. Craig et al., 1992, S. 287; Van de Velde et al., 2006, S. 233). Diese **Stressreaktionen** äußern sich beispielsweise in erhöhter körperlicher Aktivität (erhöhter Muskeltonus, Abwehrreaktionen), erhöhten Vitalzeichen (Tachykardie, Tachypnoe, Hypertonie), Weinen und Resignation, abhängig davon, wie stark der Schmerz empfunden wird (vgl. Craig et al., 1992, S. 287; Smith et al., 2007, S. 84). Längerfristige Schmerzeinwirkung durch Umweltreize kann einen negativen Einfluss auf die Gehirnentwicklung haben (vgl. Van de Velde et al., 2006, S. 234; Smith et al., 2011, S. 541–549; Brummelte et al., 2012, S. 385).

Die Intensität des Schmerzerlebnisses von Neu- und Frühgeborenen kann mittels **Schmerzskalen und Einschätzungsbögen** ermittelt und ausgewertet werden (vgl. AAP et al., 2006, S. 2233). Wissenschaftliche Erkenntnisse über das Erreichen von **Schmerzreduktion** haben gezeigt, dass spezielle Maßnahmen wie das orale Verabreichen von Saccharose oder Glukose, unterstützende Lagerungen (Einwickeln in Stoffwindeln, Hände und Füße in gebeugter Position halten, Hände zum Mund- und Gesichtsbereich führen) oder der Kontakt mit den Eltern während schmerzhafter Interventionen einen positiven Einfluss auf das Stress- und Schmerzerleben der Neu- und Frühgeborenen haben (vgl. Blass/Watt, 1999, S. 611–

623; Johnston et al., 1999, S. 120–124; Abad et al., 2001, S. 160–165; Gibbins et al., 2003, S. 1673–1682; Dodds, 2003, S. 18–21; Ward-Larson et al., 2004, S. 151–156). Daher konzentriert sich das Stress- und Schmerzmanagement im NIDCAP®-Konzept darauf, die Neu- und Frühgeborenen auf schmerzhafte Interventionen vorzubereiten, indem beispielsweise folgende Maßnahmen getroffen werden:

- vor schmerzhaften Interventionen nicht-pharmakologische Maßnahmen zur Schmerzreduktion wie z. B. Saugen am Schnuller anwenden oder kleine Mengen an oraler Saccharose oder Glukose verabreichen
- vor schmerzhaften Interventionen analgesierende Medikation verabreichen
- ein Schmerzprotokoll führen bzw. das Schmerzempfinden durch spezielle Einschätzungsbögen regelmäßig einschätzen
- bei gehäuftem Auftreten von Stressreaktionen Interventionen pausieren oder abbrechen
  (vgl. BaAAP et al., 2006, S. 2233–2237)

Beim Umgang mit den Frühgeborenen wird in der Regel darauf geachtet, so wenig wie möglich (und während der Wachheitsstadien) und so viel wie nötig zu intervenieren. Akute Interventionen fallen aus diesem Gebot heraus. Jede **Intervention** wird vor der Durchführung sorgfältig vorbereitet, um ihre Dauer **so kurz wie möglich** zu halten, um das „Weggreifen" von der Patientin und damit die Unterbrechung des Patientenkontakts im Sinne der Basalen Stimulation® (Dimension 3: Berührungsqualität) zu vermeiden und um die Abfolge von weiteren Interventionen ohne lange Pausen – außer sie sind aufgrund der Irritation oder Instabilität der Frühgeborenen notwendig – zu ermöglichen. Während der Interventionen, egal ob medizinischer oder pflegerischer Art, werden die Frühgeborenen beobachtet und wird ihr Wohlbefinden eingeschätzt (vgl. Brown/Heermann, 1997, S. 193).

Dimension 3: Berührungsqualität (Umgang mit Neu- und Frühgeborenen)

Berührung im Allgemeinen, aber noch viel mehr ihre Qualität, spielt in der Neonatologie eine wichtige Rolle. Da sich Frühgeborene nur durch Laute äußern können, hat die nonverbale Kommunikation einen hohen Stellenwert. Basale Stimulation® und Kinästhetik Infant Handling® fließen aufgrund ihrer entwicklungsfördernden Wirkung in NIDCAP® mit ein.

Studien untersuchten die Wirkung der Berührung für die Entwicklung von Neu- und Frühgeborenen (vgl. White/Labarba, 1975, S. 569–577; Ardiel/Rankin, 2010, S. 153; Aliabadi/Askary, 2013, S. 289–294; Ramachandran/Dutta, 2013, S. 765–770). Eine randomisierte Kontrollstudie von Fucile und Gisel (2010) untersuchte beispielsweise die Wirkung sensomotorischer Stimulation durch orale, taktile und kinästhetische Interventionen und ergab, dass alle Interventionen, egal ob sie kombiniert oder singulär durchgeführt wurden, zur Steigerung der Gewichtszunahme und zu besseren motorischen Funktionen führten (vgl. Fucile/Gisel, 2010, S. 359–366). Eine weitere Studie von Fucile et al. (2011) ergab, dass sowohl taktile als auch orale Stimulation zu einer früheren und besseren oralen Leistung während der Nahrungseinnahme führte (Fucile et al., 2011, S. 829–835). Eine andere randomisierte Kontrollstudie von Aliabdi und Askary (2013) ergab eine bessere Verhaltensorganisation und bessere motorische Entwicklung der Testproband*innen nach Erhalt kinästhetischer Stimulation als bei den Kontrollproband*innen (vgl. Aliabadi/Askary, 2013, S. 289–294). Auch der Schlaf-Wach-Rhythmus wurde mit taktiler Stimulation in Relation gesetzt und ergab sowohl einen positiven Einfluss auf den Schlaf-Wach-Rhythmus mit längeren Wachphasen und stabileren Vitalzeichen als auch eine höhere Aufmerksamkeitsspanne während der Interventionen (vgl. Field et al., 1986, S. 91–105; Ferreira/Bergamasco, 2009, S. 141–148; Aliabadi/Askary, 2013, S. 289–294).

Allerdings ist zu sagen, dass die Reaktionen auf Berührungen vom Allgemeinzustand und von den Krankheitsbildern der Neu- und Frühgeborenen abhängig sind (vgl. Ferreira/Bergamasco, 2009, S. 146). Das Gestationsalter der Neu- und Frühgeborenen spielt bei der Dauer und Art der Interventionen eine nicht unwesentliche Rolle. Besonders bei extremen Frühgeborenen wird auf einen geregelten Schlaf-Wach-Rhythmus und einen besonders schonenden, d. h. schmerz- und stressfreien Umgang (Handling) Wert gelegt. Daher ist es wichtig, vorab eine individuelle Einschätzung jedes Frühgeborenen in Bezug auf das Handling bei jeder Intervention durchzuführen und gegebenenfalls Interventionen abzubrechen, falls negative Reaktionen und Stresszeichen (Verschlechterung der Vitalzeichen) zur Instabilität des betroffenen Kindes führen (vgl. Smith et al., 2007, S. 84; Smith, 2012, S. 349–365).

Dimension 4: Nahrungsaufnahme (Stillen und Füttern) und Ernährung

Frühzeitiger Nahrungsaufbau bei unreifem Gastrointestinaltrakt stellt ein Risiko für die Erkrankung an einer Entzündung des Dünn- und Dickdarms (nekrotisierende Enterokolitis) mit folgender Darmschädigung dar. Diese Erkrankung tritt vorwiegend bei Frühgeborenen auf (90 % aller Fälle) und verläuft bei 20–30 % tödlich (vgl. Corpeleijn et al., 2012, S. 276; Speer/Gahr, 2013, S. 176).

Nichtsdestotrotz ist es notwendig, den Nahrungsaufbau unmittelbar nach der Geburt zu beginnen, um sowohl die Darmaktivität als auch die Darmentwicklung zu fördern und die Nährstoffversorgung, die in utero für das Gedeihen des Kindes sorgt, enteral (über den Magen-Darm-Trakt) auszugleichen (vgl. Speer/Gahr, 2013, S. 68). **Muttermilch** stellt das ideale Nahrungsmittel für den enteralen Nahrungsaufbau dar, weil in ihr Komponenten enthalten sind, die die Aufnahme der Nährstoffe in den kindlichen Organismus unterstützen (Speer/Gahr, 2013, S. 54). Man hat beobachtet, dass nekrotisierende Enterokolitis (NEC) erheblich seltener auftritt, wenn Neu- und Frühgeborene mit Muttermilch ernährt werden, wobei unklar bleibt, ob die darmschützenden Faktoren der Muttermilch oder das Meiden der Kuhmilch ausschlaggebend sind (vgl. Corpeleijn et al., 2012, S. 276; Speer/Gahr, 2013, S. 176). In der Neonatologie werden zur Muttermilch zusätzlich sogenannte Muttermilchverstärker („Fortifier") verabreicht, um die Gewichtszunahme bei Neu- und Frühgeborenen zu gewährleisten. Ganz besonders wertvoll ist die sogenannte **Vormilch** (Kolostrum), die bis zu fünf Tage nach der Geburt von der mütterlichen Brust ausgeschieden wird. Kolostrum ist besonders reich an Proteinen und Abwehrstoffen (Immunglobuline, Leukozyten) und bietet deswegen einen wertvollen Infektionsschutz für Neu- und Frühgeborene (vgl. Speer/Gahr, 2013, S. 55 f.).

Um die Ausscheidung der Muttermilch zu fördern, werden die Mütter von Neu- und Frühgeborenen dazu angehalten, spätestens 12 Stunden nach der Geburt mithilfe einer Milchpumpe Milch abzupumpen (vgl. Maastrup et al., 2012, S. 370–379; Maastrup et al., 2014, S. 1). Die abgepumpte Milch wird anschließend verarbeitet und den Neu- und Frühgeborenen patientenbezogen verabreicht. Die Wichtigkeit des Stillens und Fütterns wird auf den neonatologischen Intensivstationen an die Mütter weitergegeben. Das Ernähren des eigenen Kindes bietet die Gelegenheit, eine Beziehung aufzubauen. Shloim et al. (2015) untersuchten in einer Studie die Perzeption der Mutterschaft in Assoziation mit dem Stillen bei britischen und israelischen Müttern. Die Ergebnisse zeigten, dass Stillen mit hohen Anforderungen an und Idealen des „Mutterseins" verbunden ist, wobei drei Kategorien des Mutterseins beobachtet wurden: hingebungsvolle Mutterschaft ohne Berücksichtigung der eigenen Bedürfnisse, Mutterschaft mit Berücksichtigung der eigenen Bedürfnisse und Mutterschaft, die als schwierige Herausforderung („Kampf") empfunden wird (vgl. Shloim et al., 2015). Stillen stellt einen wesentlichen Teil der Identität des Mutterseins dar. In einer qualitativen Studie von 2008 wurde die Relation zwischen Stillen und Mutter-Kind-Beziehung in Australien untersucht. Die Ergebnisse zeigten verschiedene Auffassungen darüber, wie das Stillen oder die Gabe der eigenen Muttermilch an das eigene Kind in Beziehung zum Muttersein steht. So bezeichnen einige Mütter Stillen beispielsweise als Zeichen „guten“ Mutterseins oder als einen der wenigen positiven Beiträge, die die Mutter zur Unterstützung des Kindes leisten kann (vgl. Sweet, 2008).

Dimension 5: Eltern-Kind-Kontakt und Entwicklung elterlicher Ressourcen

Familien nehmen während dieses Entwicklungsprozesses einen zentralen Stellenwert ein. Sie geben dem Kind Halt und Sicherheit und dem behandelnden Personal entscheidende Hilfestellungen (vgl. Smith et al., 2007, S. 82).

Im Allgemeinen wird in der Neonatologie familienorientierte Pflege in Form von Bezugspflege angewandt. Bezugspflege schafft Vertrauen zwischen den Eltern, ihren Kindern und dem pflegerischen Fachpersonal. Jede Pflegeperson hat ihre eigene Pflegetechnik und Berührungsqualität. Durch Bezugspflege werden bestimmte Handlungsabläufe sowohl mit den Eltern als auch mit ihren Kindern „routiniert“. Bezugspflege nimmt den Frühgeborenen somit den „Überraschungseffekt“ ungewohnter Handlungs-, Berührungs- und Bewegungsabläufe.

Anwendungsgebiete

Wie in den Dimensionen schon mehrfach angedeutet, findet sich die Anwendung von NIDCAP® hauptsächlich auf neonatologischen Intensivstationen. Die positive Wirkung von NIDCAP®-Interventionen, die in unzähligen Studien belegt wurde, unterstützt Neu- und Frühgeborene in ihrer weiteren Entwicklung außerhalb des Mutterleibs (vgl. Als et al., 2012, S. 797–803).

Grenzen

Abgesehen davon, dass viele Studien die positiven Einflüsse von NIDCAP®-Interventionen auf die kindliche Entwicklung aufzeigen, gibt es auch Studien, bei der NIDCAP® keinerlei signifikante Kurz- oder Langzeitwirkung in Bezug auf die neurologische Entwicklung von Neu- und Frühgeborenen aufwies. Dies zeigten Ohlsson und Jacobs 2013 in einer Meta-Analyse von randomisierten Kontrollstudien auf (vgl. Ohlsson/Jacobs, 2013, e881–e893). Außerdem stellt sich die Implementierung von NIDCAP® als Herausforderung dar, da seitens des Krankenhauspersonals, vorwiegend seitens des ausführenden Pflegepersonals, geteilte Meinungen zu NIDCAP® bestehen (vgl. Kymre, 2014).

NIDCAP® ist ein patentierter Name und setzt eine mehrstufige, zeitintensive und kostspielige Ausbildung mit anschließender Zertifizierung voraus, um unter diesem Namen Interventionen durchführen zu können (vgl. Ohlsson/Jacobs, 2013, e882; NIDCAP.org, 2018). Auch wenn die entwicklungsfördernde Pflege ohne NIDCAP®-Ausbildung oder -Zertifizierung durchführbar ist, so ist auch die Umstellung „konventioneller" Pflege auf entwicklungsfördernde Pflege schleppend und mit Kritik vonseiten der Fachkräfte verbunden (vgl. Hamilton/Redshaw, 2009, S. 1738–1743). In einer Studie von 2007 wurde NIDCAP® vom Fachpersonal einer neonatologischen Intensivstation als zeitintensiv empfunden und es wurden Zweifel geäußert, ob die Methode bereits bestehenden Druck, der vom Arbeitspensum ausgeht, intensiviert (vgl. Van der Pal et al., 2007, S. 425–432; Mosqueda et al., 2013, S. 27–33).

Aktueller Forschungsstand

In einigen Studien wird die Notwendigkeit von Pflegekonzepten wie NIDCAP® für die Neonatologie begründet.

So wurde in einer randomisierten kontrollierten Studie von Kleberg et al. von 2002 anhand des MDI (Mental-Development-Index) der mentale Entwicklungsprozess der Frühgeborenen untersucht. Die Studie ergab, dass jene Frühgeborenen, die mit NIDCAP® betreut wurden, innerhalb eines Jahres einen höheren MDI aufwiesen als diejenigen Frühgeborenen, die ein konventionelles Betreuungskonzept genossen (vgl. Kleberg et al., 2002, S. 83–91). Ähnliches zeigte auch eine andere Studie über die positive Wirkung von NIDCAP®-Interventionen auf die neurologische Entwicklung bei Neu- und Frühgeborenen (vgl. Als et al., 2012, S. 797–803).

Die Eltern der Frühgeborenen stehen dem Betreuungskonzept NIDCAP® positiv gegenüber. Eine Studie von Kleberg et al. von 2007 ergab, dass Mütter, die ins NIDCAP®-Betreuungskonzept eingebunden waren, eine engere Beziehung zu ihren Kindern empfanden als die Mütter der Kontrollgruppe. Andererseits äußerten die Mütter der NIDCAP®-Gruppe auch mehr Ängste als die Mütter der Kontrollgruppe (vgl. Kleberg et al., 2007, S. 403–411).

Eine andere Studie erwies, dass NIDCAP® das Familienleben und die Entwicklung und somit das Wohlbefinden und die Gesundheit der Frühgeborenen fördert (vgl. Van der Pal et al., 2007, S. 425–432). Alle oben genannten Studien begründen die Wichtigkeit der Familie, einer entwicklungsfördernden Umgebung und der Unterstützung der Neu- und Frühgeborenen bei ihrer Entwicklung nach der verfrühten Geburt in eine entwicklungsfeindliche Umgebung außerhalb des schützenden Mutterleibs.

Reflexionsfragen

- Welche Betreuungsmodelle und -konzepte gibt es in der Neugeborenenpflege?
- Was ist familienzentrierte Pflege (FCC)?
- Welche Aspekte bilden die Rahmenbedingungen der FCC?
- Was ist familienintegrierte Pflege (FICare)?
- Wie ist das Konzept der FICare aufgebaut?
- Welche Pflegekonzepte kommen in der innerklinischen Wochenbettbetreuung zur Anwendung?
- Was ist NIDCAP®?
- Wozu wird Basale Stimulation® in der Neugeborenenpflege angewendet?
- Was ist Kinästhetik Infant Handling®?
- Sind Pflegekonzepte in der innerklinischen Wochenbettbetreuung ausschließlich von Pflegepersonen durchzuführen? Begründen Sie Ihre Aussage!

11 Literaturverzeichnis

AAP (2001): American Acadamy of Pediatrics – Committee on Drugs: The Transfer of Drugs and Other Chemicals Into Human Milk, Pediatrics; 108; 776 doi: 10.1542/peds.108.3.776

AAP (2006): – Committee on Fetus and Newborn; AAP – Section on Surgery; Canadian Paediatric Society Fetus and Newborn Committee; Batton, D.G.; Barrington, K.J.; Wallman, C.: Prevention and management of pain in the neonate: an update, in: Pediatrics, 118(5):2231–2241.

Abad, F.; Diaz-Gomez, N.M.; Domenech, E. et al. (2001): Oral sucrose compares favourably with lidocaine-prilocain cream for pain relief during venepuncture in neonates, in: Acta Paediatr, 90:160–165.

Aliabadi, F.; Askary, R.K. (2013): Effects of Tactile-Kinesthetic Stimulation on Low Birth Weight Neonates, in: Iran J Pediatr, 23:289–294.

Als, H.; Brown, E.; Gibes, R. et al. (1986): Individualized behavioral and environmental care for the very low birth weight preterm infant at high risk for bronchopulmonary dysplasia: Neonatal intensive care unit and developmental outcome, in: Pediatrics, 78:1123–1132.

Als, H.; Lawhon, G.; Duffy, F.H. et al. (1994): Individualized Developmental Care for the very Low-Birth-Weight Preterm Infant. Medical and Neurofunctional Effects, in: JAMA, 272/11, 853–858.

Als, H.; Duffy, F.H.; McAnulty, G. et al. (2012): NIDCAP improves brain function and structure in preterm infants with severe intrauterine growth restriction, in: J Perinatol, 32:797–803.

Anderzén-Carlsson A.; Lamy, Z.C.; Tingvall, M.; Eriksson, M. (2014): Parental experiences of providing skin-to-skin care to their newborn infant – part 2: a qualitative meta-synthesis, in: Int J Qual Stud Health Well-being, 13(9):24907, doi: 10.3402/qhw.v9.24907.

Apotheken-Umschau: Neugeborenenscreening: Das wird getestet, in URL: https://www.apotheken-umschau.de/gesund-bleiben/vorsorge/bei-kindern/neugeborenen-screening-das-wird-getestet-790623.html, abgerufen am: 10.01.2023.

Ardiel, E.L.; Rankin, C.H. (2010): The importance of touch in development, in: Paediatr Child Health, H.3, 15(3):153–156.

Auerbach, K.G.; Avery, J.L. (1981): Induced lactation. A study of adoptive nursing by 240 women. American Journal of Diseases of Children, 135(4), 340–343.

Auriti, C.; Mondì, V.; Aversa, S. et al.: OPHTHALMIA NEONATORUM in Italy: it is time for change, in: Italian Journal of Pediatrics, 2021, 47:238, doi: https://doi.org/10.1186/s13052-021-01186-2.

Babycenter.com (2018): Postpartum Depression, in URL: https://www.babycenter.com/0_postpartum-depression_227.bc 2018, abgerufen am 22.02.2018.

BBC United Kingdom (2017): What does Christianity say about family life? http://www.bbc.co.uk/education/guides/zj8qn39/revision/3, abgerufen am: 19.03.2017.

Ballard, O.; Morrow, A.L. (2013): Human Milk Composition: Nutrients and Bioactive Factors, in: Pediatr Clin North Am, 60(1):49–74.

Barker, B.; Iles, J.E.; Ramchandani, P.G. (2017): Fathers, fathering and child psychopathology, in: Current Opinion in Psychology, 15:87–92.

Banapurmath, C.R.; Banapurmath, S.; Kesaree, N. (1993): Successful induced non-puerperal lactation in surrogate mothers. The Indian Journal of Pediatrics, 60(5), 639–643. doi: 10.1007/BF02821725

Bazzano, A. N.; Hofer, R.; Thibeau, S.; Gillispie, V.; Jacobs, M.; Theall, K. P. (2016): A review of herbal and pharmaceutical galactagogues for breast-feeding. The Ochsner journal, 16(4), 511–524.

Behn, K. (2007): Auswirkungen der Basalen Stimulation auf die Entwicklung des Frühgeborenen, in: Z Geburtshilfe Neonatol, 211.

Behrman, R.E.; Butler, A.S. (2007): Preterm birth. Causes, consequences, and prevention, The National Academies Press, Washington D.C.

Bergman, N.J.; Linley, L.L; Fawcus, S.R. (2004): Randomized controlled trial of skin-to-skin contact from birth versus conventional incubator for physiological stabilization in 1200- to 2199-gram newborns, in: Acta Paediatr, 93(6):779–785.

Berufsordnung für Hebammen und Entbindungspfleger (HebBO NRW) vom 4. Mai 2002. http://www.hebammengesetz.de/landnrw.htm; abgerufen am: 13.12.2016.

Bhutta, A.T.; Cleves, M.A.; Casey, P.H.; Cradock, M.M.; Anand, K.J. (2002): Cognitive and Behavioral outcomes of school-aged children who were born preterm: a meta-analysis, in: JAMA, 288(6):728–737.

Bienstein, Christel; Fröhlich, Andreas (2012): Basale Stimulation® in der Pflege. Die Grundlagen (7. Auflage), Verlag Hans Huber, Bern.

Bishara, R.; Dunn, M.S.; Merko, S.E.; Darling, P. (2008): Nutrient composition of hindmilk produced by mothers of very low birth weight infants born at less than 28 weeks' gestation. J Hum Lact, 24(2):159–67. doi:10.1177/0890334408316085

Bishara, R.; Dunn, M.S.; Merko, S.E.; Darling, P. (2009): Volume of foremilk, hindmilk, and total milk produced by mothers of very preterm infants born at less than 28 weeks of gestation. J Hum Lact, 25(3):272–279. doi:10.1177/0890334409334606

Blass, E.M.; Watt, L.B. (1999): Suckling- and sucrose-induced analgesia in human newborns, in: Pain, 83:611–623.

Blöchlinger, P.; Kurth, E.; Kammerer, M.; Frei, I.A. (2014): Was sich Wöchnerinnen wünschen: Eine qualitative Studie zur häuslichen Wochenbettbetreuung nach der Spitalentlassung durch frei praktizierende Hebammen, in: Pflege, 27(2):81–91.

Blomqvist, Y.T.; Rubertsson, C.; Kylberg, E.; Jöreskog, K.; Nyqvist, K.H. (2012): Kangaroo Mother Care helps fathers of preterm infants gain confidence in the paternal role, in: Journal of Advanced Nursing, 68:1988–1996. doi: 10. 1111/j.1365-2648.2011.05886.x.

Boo, N.Y.; Jamli, F.M. (2007): Short duration of skin-to-skin contact: effects on growth and breastfeeding, in: J Paediatr Child Health, 43(12):831–836.

Bracht, M.; O'Leary, L.; Lee, S.K.; O'Brien, K. (2013): Implementing Family-Integrated Care in the NICU. A Parent Education and Support Program. Advances in Neonatal Care, 13(2), 115–126, doi: 10.1097/ANC.0b013e318285fb5b.

Broom, M.,; Parsons, G.; Carlisle, H.; Kecskes, Z. (2017): Exploring Parental and Staff Perceptions of the Family-Integrated Care Model. Advances in Neonatal Care, doi: 10.1097/ANC.0000000000000443.

Brown, L.D.; Heermann, J.A. (1997): The effect of developmental care on preterm infant outcome, in Appl Nurs Res, 10(4):190–197.

Brummelte, S.; Grunau, R.E.; Chau, V. et al. (2012): Procedural Pain and Brain Development in Premature Newborns, in: Annals of Neurology, 71:385–396.

Bundeskanzleramt Rechtsinformationssystem: Bundesrecht konsolidiert. Gesamte Rechtsvorschrift für Hebammengesetz. https://www.ris.bka.gv.at/GeltendeFassung.wxe?Abfrage=Bundesnormen&Gesetzesnummer=10010804, abgerufen am 9.12.2016.

Bystrova, K.; Widström, A.M.; Matthiesen, A.S.; Ransjö-Arvidson, A.B.; Welles-Nyström, B.; Vorontsov, I., Uvnäs-Moberg, K. (2007): Early lactation performance in primiparous and multiparous women in relation to different maternity home practices. A randomised trial in St. Petersburg, in: International Breastfeeding Journal, 2:9 doi:10.1186/1746-4358-2-9.

Cameron, E.E.; Hunter, D.; Sedov, I.D.; Tomfohr-Madsen, L.M. (2017): What do dads want? Treatment preferences for paternal postpartum depression, in: J Affect Disord, 215:62–70.

Cazorla-Ortiz, G.; Obregób-Guitérrez, N.; Rozas-Garcia, M.R.; Goberna-Tricas, J. (2020): Methods and Success Factors of Induced Lactation: A Scoping Review. Journal of Human Lactation. doi: 10.1177/0890334420950321.

Chalmers, B. (2017): Family-Centred Perinatal Care. Improving Pregnancy, Birth and Postpartum Care, Cambridge University Press, Cambridge/New York.

Charpak, N.; Ruiz, J.G.; Zupan, J; Cattaneo, A.; Figueroa, Z.; Tessier, R.; Cristo, M.; Anderson, G.; Ludington, S.; Medoza, S.; Mokhachane, M.; Worku, B. (2005): Kangaroo Mother Care: 25 years after, in: Acta Paediatr, 94(5):514–522.

Cheales-Siebenaler, N. J. (1999) : Induced lactation in an adoptive mother. Journal of Human Lactation, 15(1):41–43. doi: 10.1177/ 0890 3344 9901 500111.

Choudhry, U.K. (1997): Traditional practices of women in India: pregnancy, childbirth and newborn care, in: Journal of Obstetric, Gynecologic, and Neonatal Nursing, 26:533–539.

Christensson, K.; Bhat, G.J.; Amadi, B.C.; Eriksson, B.; Hojer, B. (1998): Randomised study of skin-to-skin versus incubator care for rewarming low-risk hypothermic neonates, in: Lancet, 352(9134):1115.

Church, S.; Frith, L.; Balaam, M.C.; Berg, M.; Smith, V.; van der Walt, Ch.; Downe, S.; van Teijlingen, E. (2017): New Thinking on Improving Maternity Care. International Perspectives, Pinter & Martin Ltd, London.

Clarke, P.B. (2011): The Oxford Handbook of the Sociology of Religion, Oxford University Press, Oxford.

Cobo, E. (1973): Effect of different doses of ethanol on the milk-ejecting reflex in lactating women. Am J Obstet Gynecol, 115:817–821.

Cong, X.; Ludington-Hoe, S.M.; Hussain, N.; Cusson, R.M.; Walsh, St.; Vazquez, V.; Briere, C.-E.; Vittner, D. (2015): Parental oxytocin responses during skin-to-skin contact in preterm infants, in: Early Human Development, 91(7):401–406, https://doi.org/10.1016/j.earlhumdev.2015.04.012.

Corpeleijn, W.E.; Kouwenhoven, S.M.P.; Paap, M.C. et al. (2012): Intake of Own Mother's Milk during the First Days of Life Is Associated with Decreased Morbidity and Mortality in Very Low Birth Weight Infants during the First 60 Days of Life, in: Neonatology, 102:276–281.

Craig, K.D.; Whitfield, M.F.; Grunau, R.V.E. et al. (1992): Pain in the preterm neonate: behavioural and physiological indices, in: Pain, 52:287–299.

Crawford, D.; Morris, M. (1995): Neonatal Nursing, Chapman & Hall, London.

Da Rocha, S.; Meneses, I.M.; Nazareth, I.V. (2014): Narratives of lives of women who breastfed their adoptive children. Revista Rene, 15(2), 249–256.

De Gruyter, W. (2012): Pschyrembel. Klinisches Wörterbuch 2012. 263. Auflage, Walter de Gruyter GmbH & Co. KG, Berlin/Boston.

DiMaggio, D. (2016): Tips for Freezing and refrigerating breast milk, in URL: https://www.healthychildren.org/English/ages-stages/baby/breastfeeding/Pages/Storing-and-Preparing-Expressed-Breast-Milk.aspx, abgerufen am: 19.02.2018.

Domenig, D. (Hrsg.) (2001): Professionelle Transkulturelle Pflege, Verlag Hans Huber, Bern.

Domenig, D. (Hrsg.) (2007): Transkulturelle Kompetenz, 2. Auflage, Verlag Hans Huber, Bern.

Dos Santos, C.O.; Dolzhenko, E.; Hodges, E.; Smith, A.D.; Hannon, G.J. (2015): An Epigenetic Memory of Pregnancy in the Mouse Mammary Gland. Cell Reports 11:1102–1109; http://dx.doi.org/10.1016/j.celrep.2015.04.015, abgerufen am: 28.12.2020.

Duggan, C.M.D; Watkins, J.B.; Koletzko, B.; Walker, W.A.; Metha, L. (2016): Nutrition in Pediatrics: Basic Science and Clinical Applications. 5. Auflage. People's Medical Publishing House. USA.

Dennis, C.-L.; Fung, K.; Grigoriadis, S. et al. (2007): Traditional postpartum practices and rituals: a qualitative systematic review, in: Women's health, 4:487–502.

Dodds, E. (2003): Neonatal procedural pain: a survey of nursing staff, in: Pediatr Nurs, 15:18–21.

Eckstein-Grunau, R. (2013): Neonatal Pain in Very Preterm Infants: Long-Term Effects on Brain, Neurodevelopment and Pain Reactivity, in: Rambam Maimonides Med J, 4:1–13.

Edmond, K.M.; Zandoh, C.; Quigley, M.A.; Amenga-Etego, S.; Owusu-Agyei, S.; Kirkwood, B.R. (2006): Delayed breastfeeding initiation increases risk of neonatal mortality. Pediatrics. 117(3): e380–386.

Ellingsen, R.; Baker, B.L.; Blacher, J.; Crnic, K. (2014): Resilient parenting of preschool children at developmental risk, in: Journal of Intellectual Disability Research, 58(7):664–678, doi: 10.1111/jir.12063

Feldman, R.; Weller, A.; Sirota, L.; Eidelman, A.I. (2003): Testing a family intervention hypothesis: the contribution of mother-infant skin-to-skin contact (kangaroo care) to family interaction, proximity and touch, in: J Fam Psychol, 17(1):94–107.

Fenning, R.M.; Baker, J.K.; Baker, B.L.; Crnic, K.A. (2014): Parent-child interaction over time in families of young children with borderline intellectual functioning, in: J Fam Psychol, 28(3):326–335, doi: 10.1037/a0036537.

Ferreira, A.M.; Bergamasco, N.H. (2009): Behavioral analysis of preterm neonates included in a tactile and kinesthetic stimulation program during hospitalization, in: Rev Bras Fisioter, 14:141–148.

Fetherston, C.M.; Lai, C.T.; Hartmann P.E. (2006). Relationships between symptoms and changes in breast physiology during lactation mastitis. Breastfeed Med. 1(3):136–145.

Feydt-Schmidt, A. (2015): Pädiatrie. Kurzlehrbuch für Pflegeberufe. 3. Auflage, Urban und Fischer Verlag, München.

Field, T.M.; Schönberg, S.M.; Scafidi, F.; Bauer, C.R.; Vega-Lahr, N.; Garcia, R.; Nystrom, J.; Kuhn, C.M. (1986): Tactile/kinesthetic stimulation effects on preterm neonates., in: Pediatrics, 77(5):654–658.

Flores-Antón, B.; García-Lara, N.R.; Pallás-Alonso, C. (2017): An Adoptive Mother Who Became a Human Milk Donor. Journal of Human Lactation, 1–3, doi: 10.1177/0890334416682007.

Franck, L.S.; O'Brien, K. (2019): Evolution of family-centered care: From supporting parent-delivered interventions to a model of family centered care. Birth Defects Research, 1–16, doi: 10.1002/bdr2.1521.

Franck, L.S.; Waddington, Ch.; O'Brien, K. (2020): Family Integrated Care for Preterm Infants. Crit Care Nurs Clin N Am, doi: https://doi.org/10.1016/j.cnc.2020.01.001.

Fucile, S.; Gisel, E. (2010): Sensorimotor Interventions Improve Growth and Motor Function in Preterm Infants, in: Neonatal Network, 6:359–366.

Fucile, S.; Gisel, E.G.; McFarland, D.H. et al. (2011): Oral and non-oral sensorimotor interventions enhance oral feeding performance in preterm infants, in: Developmental Medicine & Child Neurology, 53:829–835.

Geburt (2016): Nachsorge und Pflege. https://www.gesundheit.gv.at/leben/eltern/geburt/geburtsablauf/nachsorge-pflege Abgerufen am 09.12.2016

Gellman, M.; Hartman, T. (2016): Religionen der Welt für Dummies, 2. Auflage, WILEY-VCH Verlag GmbH & Co. KGaA, Weinheim.

Gesetz über den Beruf der Hebamme und des Entbindungspflegers (HebG). https://www.gesetze-im-internet.de/bundesrecht/hebg_1985/gesamt.pdf abgerufen am: 13.12.2016.

Gesellschaft für Neonatologie und Pädiatrische Intensivmedizin: Leitlinie 024/005 Betreuung von gesunden reifen Neugeborenen in der Geburtsklinik, 2021, abgerufen am 07.01.2023.

Gesellschaft für Neonatologie und Pädiatrische Intensivmedizin (2016): S2k-Leitlinie 024/022 Prophylaxe von Vitamin-K-Mangel-Blutungen (VKMB) bei Neugeborenen, abgerufen am 23.02.2018.

Gibbins, S.; Stevens, B.; Asztalos, E. (2003): Assessment and management of acute pain in high-risk neonates, in: Expert Opin Pharmacother, 4:587–597.

Goldberg, J.S.; Carlson, M.J. (2014): Parents' Relationship Quality and Children's Behaviour in Stable Married and Cohabiting Families, in: Journal of Marriage and Family, 76(4):762–777, doi: 10.1111/jomf.12120.

Gonidakis, F. (2007): Maternity Blues, in: Psychiatriki, 18(2):132–142.

Goodman, J.H. (2003): Paternal postpartum depression, its relationship to maternal postpartum depression, and implications for family health, in: Journal of Advanced Nursing, 45(1):26–35.

Grabherr-Ebner, B. (2002): Das 24-Stunden-Rooming In. http://www.mamisbest.at/stillberatung/roomingin.htm, abgerufen am 28.02.2018.

Gunther, M. (1945). Sore Nipples. Causes and prevention, in: Lancet, 246:590–593.

Guyer, C.; Huber, R.; Fontjin, J. et al. (2012): Cycled Light Exposure Reduces Fussing and Crying in Preterm Infants, in: Pediatrics, 130:45–151.

Hadith: Sahîh Bukhârî 5971

Hadith: Sahîh Muslim 7/2

Hall, R.A.S.; De Waard, I.E.M.; Tooten, A.; Hoffenkamp, H.N.; Vingerhoets, A.J.J.M.; van Bakel, H.J.A. (2014): From father's point of view: How fathers' representations of the infant impact on father-infant interaction and infant development, in: Early Human Development, 90(12):877–883.

Hamilton, K.E., Redshaw, M.E. (2009): Developmental care in the UK: a developing initiative, in: Acta Paediatrica, 98:1738–1743.

Harder, U. (2005): Wochenbettbetreuung in der Klinik und zu Hause. 2. Auflage, Hippokrates Verlag, Stuttgart.

Haumont, D. (2005): Management of the neonate at the limit of viability, in: BJOG: an International Journal of Obstetrics and Gynaecology, 112:64–66.

Hawke, L.; Falloon, M.; Parsons, S. (2005): Adopted, embraced and nurtured. Nursing New Zealand, 11(1):18–20.

Hedayati, H.; Parsons, J.; Crowther, C.A. (2003): Rectal analgesia for pain from perianal trauma following childbirth, in: Crochance Database of Systematic Reviews 3: CD003931.

Helth, T.D.; Jarden, M. (2013): Fathers' experiences with the skin-to-skin method in NICU: Competent parenthood and redefined gender roles, in: Journal of Neonatal Nursing, 19:114–121.

Hirsch[1], I. (2015): Störfaktor Lärm(1), in: Intensiv, 23(1):8–14.

Hirsch[2], I. (2015): Störfaktor Lärm(2), in: Intensiv, 23(2):68–74.

Hoehl, M.; Kullick, P. (Hrsg.) (2010): Gesundheits- und Kinderkrankenpflege. 3. Auflage, Georg Thieme Verlag KG, Stuttgart.

Holsti, L.; Eckstein-Grunau, R.; Oberlander T.F. et al. (2005): Prior pain induces heightened motor responses during clustered care in preterm infants in the NICU, in: Early Human Development, 81:293–302.

Hutter, M. (2016): Die Weltreligionen. 5. Auflage, Verlag C.H.Beck oHG, München.

I Care Pflege. Georg Thieme Verlag KG, Stuttgart, 2015.

ICN-Ethikkodex für Pflegende. Deutsche Übersetzung (Berlin, 2021), in URL: https://www.dbfk.de/media/docs/download/Allgemein/ICN_Code-of-Ethics_DE_WEB.pdf, abgerufen am 28.02.2023.
Kosten: Leistungen der Hebammenbetreuung, in URL: https://www.hebammen.at/eltern/kosten/, abgerufen am 28.02.2023.

ICN-Ethikkodex für Pflegende (2014). Deutsche Übersetzung. (Berlin, 2014) https://www.pflege-charta.de/fileadmin/charta/Arbeitshilfe/Modul_5/M5-ICN-Ethikkodex-DBfK_.pdf, abgerufen am: 19.03.2017.

Kosten: Leistungen der Hebammenbetreuung. http://www.hebammen.at/eltern/kosten/, abgerufen am 05.01.2020.

Johnston, C.C.; Sherrard, A.; Stevens, B. et al. (1999): Do cry features reflect intensity in preterm neonates? A preliminary study, in: Biol Neonate, 76:120–124.

Junginger, Ch. (Hrsg.); Goerke, K. (2014): Pflege konkret. Gynäkologie. Geburtshilfe. 5. Auflage, Elsevier GmbH, München.

Kammerer, D. (2010): Die ersten drei Lebensjahre. Ein Elternbegleitbuch. 9. Auflage, dtv Verlag, München.

Kim, P.; Swain, J.E. (2007): Sad dads: paternal postpartum depression, in Psychiatry (Edgmont), 4(2):35–47.

Kleberg, A.; Westrup, B.; Stjemqvist K. et al. (2002): Indications of improved cognitive development at one year of age among infants born very prematurely who received care based on the Newborn Individualized Developmental Care and Assessment Program (NIDCAP), in: Early Human Development, 68:83–91.

Kleberg, A.; Hellström-Westas, L.; Widström, A.M. (2007): Mothers' perception of Newborn Individualized Developmental Care and Assessment Program (NIDCAP) as compared to conventional care, in: Early Human Development, 83:403–411.

Kuo, D.Z.; Houtrow; A.J.; Arango, P.; Kuhlthau, K.A.; Simmons, J.M.; Neff, J.M. (2012): Family-Centered Care: Current Applications and Future Directions in Pediatric Health Care, in: Maternal and Child Health Journal, 16(2):297–305. http://doi.org/10.1007/s10995-011-0751-7

Kymre, I.G. (2014): NICU nurses' ambivalent attitudes in skin-to-skin care practice, in: International Journal of Qualitative Studies on Health and Well-Being, in URL: http://www.ijqhw.net/index.php/qhw/article/view/23297; abgerufen am 28.02.2018

Lara-Carrasco, J.; Simard, V.; Saint-Onge, K.; Lamoureux-Tremblay, V.; Nielsen, T. (2003): Maternal representations in the dreams of pregnant women: a prospective comparative study, in : Front Psychol, 4:551, http://doi.org/10.3389/fpsyg.2013.00551.

Lakhkar, B.B. (2000): Breastfeeding in adopted babies. Indian Pediatrics, 37(10):1114–1116.

Laroia, N.; Sharma, D. (2006): The religious and cultural bases for breastfeeding practices among the Hindus, in: Breastfeed Medicine, 1:94–98.

Little, R.E.; Anderson, K.W.; Ervin, C.H.; Worthington-Roberts, B.; Clarren, S.K. (1989): Maternal alcohol use during breast-feeding and infant mental and motor development at one year. N Engl J Med. 321:425–430.

Livingstone, V. (1997). Breastfeeding and sore nipples, in: Medicine North America.

Ludington-Hoe, S.M.; Anderson, G.C.; Swinth, J.Y.; Thompson, C.; Hadeed, A.J. (2004): Randomized controlled trial of kangaroo care: cardiorespiratory and thermal effects on healthy preterm infants, in: Neonatal Netw, 23(3):39–48.

La Leche Liga Deutschland (LLLD) (2012): Soorinfektion in der Stillzeit – Infoblatt. http://www.lalecheliga.de/images/Infoblaetter/LLL_Soorinfektion_in_der_Stillzeit.pdf, abgerufen am: 12.02.2018.

Lang, Ch. (2009): Bonding. Elsevier GmbH, München.

Laue, B. (2008): 1000 Fragen an die Hebamme. Gräfe und Unzer Verlag GmbH, München.

Lawrence, R.; Lawrence, R. (2011): Breastfeeding. A guide for the medical profession. 7. Auflage, Elsevier, GmbH, Mosby/Maryland Heights.

Lenthe, U. (2016a): Transkulturelle Pflege. Kulturspezifische Faktoren erkennen – verstehen – integrieren. 2. Auflage, Facultas Verlags- und Buchhandels AG, Wien.

Lenthe, U. (2016b): Transkulturelle Pflegepraxis. Bedürfnisse erheben – erwägen – erfüllen. Facultas Verlags- und Buchhandels AG, Wien.

Maastrup, R.; Bojesen, S.N.; Kronborg, H. et al. (2012): Breastfeeding Support in Neonatal Intensive Care: A National Survey, in: J Hum Lac, 28:370–379.

Maastrup, R.; Hansen, B.M.; Kronborg, H. et al. (2014): Factors Associated with Exclusive Breastfeeding of Preterm Infants. Results from a Prospective National Cohort Study, in: Plos One, 9:1–17; e89077.

Maietta, L.; Hatch, F. (2011): Kinaesthetics Infant Handling. 2. Auflage, Verlag Hans Huber, Bern.

Maier, R.F.; Obladen, M. (Hrsg.) (2011): Neugeborenenintensivmedizin. Evidenz und Erfahrung. 8. Auflage, Springer Verlag GmbH, Berlin, Heidelberg.

Maier-Lorentz, M.M. (2008): Transcultural nursing: its importance in nursing practice, in: J Cult Divers., 15(1):37–43.

Manu; Bühler, G. (1993): The Laws of Manu, Motilal Banarsidass, Delhi.

Mändle, Ch. (Hrsg.); Opitz-Kreuter, S. (2007): Das Hebammenbuch. Lehrbuch der praktischen Geburtshilfe. 5. Auflage, Schattauer Verlag, Stuttgart.

Martius, G.; Heidenreich, W.; Höhne, S.; De Wall, S. (1995): Hebammenlehrbuch. 6. Auflage, Georg Thieme Verlag, Stuttgart/New York.

Masaracchia, R. (2011): Alternative Fütterungsmethoden und Stillhilfsmittel, in: kinderkrankenschwester, 30(3):97–99.

McAnulty, G.B.; Butler, S.C.; Bernstein, J.H.; Zurakowski, D.; Als, H. (2010): Effects of the Newborn Individualized Developmental Care and Assessment Program (NIDCAP) at Age 8 Years: Preliminary Data, in: Clinical Pediatrics, 49(3):258–270.

McGuire, T.M. (2018): Drugs affecting milk supply during lactation. Australian Prescriber, 41(1):7–9, doi:10.18773/austprescr.2018.002.

McKenna, K.M.; Shankar, R.T. (2009): The Practice of Prelacteal Feeding to Newborns among Hindu and Muslim Families, in: Journal of Midwifery and Women's Health, 54:78–81.

Menche, N. (2014): Pflege heute. 6. Auflage, Elsevier GmbH, München.

Mitchell, A.J.; Yates, C.; Williams, K.; Hall, R.W. (2013): Effects of Daily Kangaroo Care on Cardiorespiratory Parameters in Preterm Neonates, in: J Neonatal Perinatal Med, 6:243–249, doi: 10.3233/NPM-1370513.

Mohrbacher, N. (1993): Thrush. In: New Beginnings, 10(3):83–84.

Moore, E.R.; Anderson, G.C.; Bergman, N.; Dowswell, T. (2012): Early skin-to-skin contact for mothers and their healthy newborn infants, in: Cochrane Database Syst Rev, in URL: http://onlinelibrary.wiley.com/store/10.1002/14651858.CD003519.pub3/asset/CD003519.pdf?v=1&t=ibjquhav&s=e4a85eabf3705db45795402ab62bf1d7e8c6f0c4, abgerufen am 31.01.2018.

Moore, K.L.; Persaud, T.V.N.; Torchia, M.G. (Hrsg.) (2013): Embryologie. Entwicklungsstadien, Früherkennung, Organogenese, Klinik, 6. Auflage, Elsevier GmbH, München.

Mörelius, E.; Örtenstrand, A.; Theodorsson, E.; Frostell, A. (2015): A radomised trial of continuous skin-to-skin contact after preterm birth and the effects on salivary cortisol, parental stress, depression, and breastfeeding, in: Early Human Development, 91(1):63–70, https://doi.org/10.1016/j.earlhumdev.2014.12.005.

Mosqueda, R.; Castilla, Y.; Perapoch, J. et al. (2013): Staff perceptions on Newborn Individualized Developmental Care and Assessment Program (NIDCAP) during its implementation in two Spanish neonatal units, in: Early Human Development, 89:27–33.

Murkoff, H.; Eisenberg, A.; Hathaway, S. (2003): What to expect the first year. 2. Auflage, Workman Publishing, New York.

Musser, A.K.; Ahmed, A.H.; Foli, K.J.; Coddington, J.A. (2013): Paternal postpartum depression: what health care providers should know, in: J Pediatr Health Care, 27(3): 479–485.

Mutschlechner, W.; Karall, D.; Hartmann, C.; Streiter, B.; Baumgartner-Sigl, S.; Orth-Höller, D.; Lass-Flörl, C. (2016): Mammary candidiasis: molecular-based detection of Candida species in human milk samples, in: Eur J Clin Microbiol Infect Dis, 35: 1309–1313.

Mütterpflegerin/Familienlotsin (2016): http://www.mütterpflegerin.de/mutterpflege.php#ansprechen, abgerufen am 13.12.2016.

Napier, A.D.; Ancarno, C.; Butler, B.; Calabrese, J.; Chater, A.; Chatterjee, H.; Guesnet, F.; Horne, R.; Jacyna, S.; Jadhav, S.; Macdonald, A.; Neuendorf, U.; Parkhurst, A.; Reynorlds, R.; Scambler, G.; Shamdasani, S.; Smith, S.Z.; Stougaard-Nielsen, J.; Thomson, L.; Tyler, N.; Volkmann, A.M.; Walker, T.; Watson, J.; Williams, A.C.; Willott C.; Wilson, J.; Woolf, K. (2014): Culture and Health, in: The Lancet, 384(9954):1607–1639. doi: 10.1016/S0140-6736(14)61603-2.

Neugeborenen-Screening Schweiz, in URL: https://www.neoscreening.ch/de/krankheiten/, abgerufen am 07.01.2023.

Neugeborenen-Screening Österreich, in URL: https://www.meduniwien.ac.at/hp/fileadmin/neugeborenenscreening/pdf/Ansichtsversion_Folder_Neugeborenen_Screening_Finalversion_11.2019.pdf, abgerufen am 10.01.2023.

NHS Maternity Service 2017: Caring of the perineum after the birth of your baby, in URL: http://www.ouh.nhs.uk/patient-guide/leaflets/files/10929Pperineum.pdf, abgerufen am 20.02.2018.

NIDCAP® (2018): www.nidcap.org, abgerufen am 28.02.2018.

Nielsen, S.D.; Beverly, R.L.; Dallas, D.C. (2017): Peptides Released from Foremilk and Hindmilk Proteins by Breast Milk Proteases Are Highly Similar, in: Front Nutr, 4:54, doi: 10.3389/fnut.2017.00054

Nielsen, T.; Paquette, T. (2007): Dream-associated behavior affecting pregnant and postpartum women, in: Sleep, 30(9):1162–1169.

O'Brien, K.; Robson, K.; Bracht, M. et al. (2018): Effectiveness of Family Integrated Care in neonatal intensive care units on infant and parent outcomes: a multicenter, multinational, cluster-randomised controlled trial. Lancet Child Adolesc Health, 2(4), 245–254.

Österreichisches Netzwerk gesundheitsfördernder Krankenhäuser und Gesundheitseinrichtungen (2018): Babyfreundliches Krankenhaus. http://www.ongkg.at/babyfriendly/hintergrund.html, abgerufen am 19.02.2018.

Ohlsson, A.; Jacobs, S.E. (2013): NIDCAP: A Systematic Review and Meta-analyses of Randomized Controlled Trials, in: Pediatrics, 131:e881–e893.

Ovesen, L.; Jakobsen, J.; Leth, T.; Reinholdt, J. (1996): The effect of microwave heating on vitamins B1 and E, and linoleic and linolenic acids, and immunoglobulins in human milk, in: Int J Food Sci Nutri, 47(5):427–436.

Ozawa, M.; Sasaki, M.; Kanda, K. (2010): Effect of procedure light on the physiological responses of preterm infants, in: Japan Journal of Nursing Science, 76–83.

Partridge, Ch. (Hrsg.) (2006): Das große Handbuch der Weltreligionen. R. Brockhaus Verlag Wuppertal/Düsseldorf.

Patel, N.; Ballantyne, A.; Bowker, G. et al. (2018): Family integrated care: changing the culture in the neonatal unit. Arch Dis Child, 103(5), 415–419.

Pschyrembel online (2017): SIDS. https://www.pschyrembel.de/SIDS/K0MMD/doc/, abgerufen am 19.02.2018.

Rainer-Trawöger, K. (2016): Yoga für Schwangere. Kräftigende und entspannende Übungen zur Linderung von Beschwerden und für eine leichte Geburt. Riva Verlag, München.

Reuter, P. (2004): Springer Lexikon Medizin. Springer-Verlag, Berlin/Heidelberg/New York.

Rohen, J.W.; Lütjen-Decroll, E. (2012): Funktionelle Embryologie: die Entwicklung der Funktionssysteme des menschlichen Organismus. Schattauer Verlag, Stuttgart.

Ramachandran, S.; Dutta, S. (2013): Early developmental care interventions of preterm very low birth weight infants, in: Indian Pediatrics, 50:765–770.

Schewior-Popp, S.; Sitzmann, F.; Ullrich, L. (2012): Thiemes Pflege. Das Lehrbuch für Pflegende in Ausbildung. Georg Thieme Verlag KG, Stuttgart.

Schlatter, C. (2013): Stillen neu entdeckt. Fakten aus der Wissenschaft. Tipps für die Praxis, tredition GmbH, Hamburg.

Schredl, M.; Gilles, M.; Wolf, I.; Peus, V.; Scharnholz, B.; Sütterlin, M.; Deuschle, M. (2016): Nightmare frequency in last trimester of pregnancy. BMC Pregnancy and Childbirth, 16:346. http://doi.org/10.1186/s12884-016-1147-x

Shloim, N.; Hugh-Jones, S.; Rudolf, M. et al. (2015): „It's like giving him a piece of me": Exploring UK and Israeli women's accounts of motherhood and feeding, in: Appetite. URL: http://www.sciencedirect.com/science/article/pii/S0195666315002913, abgerufen am 28.02.2018.

Sierra, I.; Vidal-Valverde, C. (2001): Vitamin B1 and B6 retention in milk after continuous-flow microwave and conventional heating at high temperatures, in: J Food Prot, 64(6):890–894.

Smith, J.R. (2012): Comforting Touch in Very Preterm Hospitalized Infant: An Integrative Review, in: Advances in Neonatal Care, 12:349–365.

Smith, K.M.; Butler, S.; Als, H. (2007): Newborn Individualized Developmental Care and Assessment Program (NIDCAP): changing the future for infants and their families in intensive and special care nurseries, in: Ital J Pediatr, 33:79–91.

Smith, G.C.; Gutovich, J.; Smyser, C. et al. (2011): Neonatal Intensive Care Unit Stress Is Associated with Brain Development in Preterm Infants, in: Annals of Neurology, 70:541–549.

Smith, E.R; Hurt, L.; Chowdhury, R.; Sinha, B.; Fawzi, W.; Edmond, K.M. et al. (2017): Delayed breastfeeding initiation and infant survival: A systematic review and meta-analysis. PLoS ONE, 12(7): e0180722. https://doi.org/10.1371/journal. pone. 0180722.

Sobhy, S.I.; Mohame, N.A. (2004): The effect of early initiation of breastfeeding on the amount of vaginal blood loss during the fourth stage of labor, in: J Egypt Public Health Assoc, 2004; 79(1-2):1–12.

Sparshott, M. (2009): Früh- und Neugeborene pflegen. Stress- und schmerzreduzierende, entwicklungsfördernde Pflege. 2. Auflage, Verlag Hans Huber, Bern.

Speer, C.P.; Gahr, M. (2013): Pädiatrie. 4. Auflage, Springer Verlag, Berlin/Heidelberg.

Die Stellung der Frau im Judentum: http://de.chabad.org/library/article_cdo/aid/691906/jewish/Die-Rolle-der-Frau-im-Judentum.htm, abgerufen am 16.05.2017.

Die Stellung der Frau im Hinduismus: http://www.asiatische-frauen.com/frauen-im-hinduismus-gesetzbuch-des-manu.html abgerufen am 25.11.2017.

Stern, L. (1970): The newborn infant and his thermal environment. Curr Probl Pediatr, 1:1–29.

Stern, L.; Lees, M.H.; Leduc, J. (1965): Environmental temperature, oxygen consumption and catecholamine excretion in newborn infants, in: Pediatrics, 36:367.

Stiefel, A.; Geist, Ch.; Harder, U. (2013): Hebammenkunde. 5. Auflage, Hippokrates Verlag in MVS Medizinverlage Stuttgart GmbH & Co. KG, Stuttgart.

Stillen-Institut.de (2018): Brustsoor. http://www.stillen-institut.com/de/soor-stillzeit.html, abgerufen am 12.02.2018.

Sweet, L. (2008): Expressed breast milk as 'connection' and its influence on the construction of 'motherhood' for mothers or preterm infants: a qualitative study, in: International Breastfeeding Journal, http://www.internationalbreastfeedingjournal.com/content/3/1/30, abgerufen am 28.02.2018.

Tacke, L.; Stüwe, M. (2013): Wochenbett- und Rückenbildungsgymnastik. 3. Auflage, Hippokrates Verlag, Stuttgart.

Talmud, Brachot 54b.

Tanzberger, R.; Kuhn, A.; Möbs, G. (2004): Der Beckenboden – Funktion, Anpassung und Therapie. Das Tanzberger-Konzept. Urban und Fischer Verlag, München/Jena.

Uhlemann, M.; Plath, C.; Pap, S. et al. (2000): Sanfte Pflege und Stimulation Frühgeborener während der Intensivtherapie, in: Frühgeburt und Frühgeborenes, 359–370.

UNICEF (2011): 10 Schritte zum erfolgreichen Stillen. Version 22.07.2011, https://www.unicef.ch/sites/default/files/Bilder/So%20helfen%20wir/unicef_10_schritte_zum_erfolgreichen_stillen_2012_0.pdf , abgerufen am 19.02.2018.

Van de Rijt, H.; Plooij, Frans X. (1998): Oje, ich wachse! Von den acht „Sprüngen" in der mentalen Entwicklung Ihres Kindes während der ersten 14 Monate und wie Sie damit umgehen können. 37. Auflage, Wilhelm Goldmann Verlag, München.

Van de Velde, M.; Jani, J.; De Buck, F. et al. (2006): Fetal pain perception and pain management, in: Seminars in Fetal & Neonatal Medicine, 11:232–236.

Van der Pal, S.M.; Maguire, C.M.; Le Cessie, S. et al. (2007): Staff opinions regarding the Newborn Individualized Developmental Care and Assessment Program (NIDCAP), in: Early Human Development, 83:425–432.

Vertrag über die Versorgung mit Hebammenhilfe nach § 134a SGB V in der Fassung des Schiedsspruchs 2015: http://www.hebammengesetz.de/vertrag.pdf, abgerufen am 13.12.2016.

Von Glasenapp, H. (2005): Die fünf Weltreligionen. Heinrich Hugendubel Verlag, Kreuzlingen/München.

Volling, B.L.; Belsky, J. (1992): The contribution of mother-child and father-child relationships to the quality of sibling interaction: a longitudinal study, in: Child Dev, 63(5):1209–1222.

Ward-Larson, C.; Horn, R.A.; Gosnell, F. (2004): The efficacy of facilitated tucking for relieving procedural pain of endotracheal suctioning in very low birthweight infants, in: MCN Am J Matern Child Nurs, 29:151–156.

Westrup, B.; Sizun, J.; Lagercrantz, H. (2007): Family-centered developmental supportive care: a holistic and humane approach to reduce stress and pain in neonates, in: Journal of Perinatology, 27:12–18.

White, J.L.; Labarba, R.C. (1975): The Effects of Tactile and Kinaesthetic Stimulation on Neonatal Development in the Premature Infant, in: Developmental Psychobiology, 9:569–577.

WHO (1998): Safe motherhood. Postpartum Care of the Mother and Newborn: a practical guide, Genf.

WHO[2] (2012): Born Too Soon. The Global Action Report on Preterm Birth, URL: http://whqlibdoc.who.int/publications/2012/9789241503433_eng.pdf, abgerufen am 07.06.2015.

WHO[3] (2004): Low Birthweight. Country, Regional and Global Estimates, 2004, URL: http://whqlibdoc.who.int/publications/2004/9280638327.pdf, abgerufen am 07.06.2015.

WHO[4] (2018): Health Topics. Breastfeeding, URL: http://www.who.int/topics/breastfeeding/en/, abgerufen am 09.02.2018.

WHO[5] (2017): Protecting, promoting and supporting breastfeeding in facilities providing maternity and newborn services, URL: http://apps.who.int/iris/bitstream/10665/259386/1/9789241550086-eng.pdf?ua=1, abgerufen am 09.02.2018.

WHO[6] (2000): Mastitis. Causes and Management, URL: http://apps.who.int/iris/bitstream/10665/66230/1/WHO_FCH_CAH_00.13_eng.pdf, abgerufen am 12.02.2018.

WHO[7] (1998): Relactation. A review of experience and recommendation for practice, URL: http://apps.who.int/iris/bitstream/10665/65020/1/WHO_CHS_CAH_98.14.pdf?ua=1&ua=1 abgerufen am 12.02.2018.

WHO[8] (2007): Kangaroo Mother Care. Anleitung für die Praxis, URL: http://whqlibdoc.who.int/publications/2003/9241590351_ger.pdf, abgerufen am 31.01.2018.

WHO[9] (1999): Guidelines for Community Noise, URL: http://whqlibdoc.who.int/hq/1999/a68672.pdf, abgerufen am 24.02.2018.

WHO[10] (2009): Night Noise Guidelines for Europe, URL: http://www.euro.who.int/__data/assets/pdf_file/0017/43316/E92845.pdf, abgerufen am 24.02.2018.

WHO[11] (2022): Preterm Birth, 2022, URL: https://www.who.int/news-room/fact-sheets/detail/preterm-birth#:~:text=Preterm%20is%20defined%20as%20babies,preterm%20(28%20to%2032%20weeks, abgerufen am: 02.05.2023.

Wigert, R.N.; Berg, M.; Hellström, L. (2010): Parental presence when their child is in neonatal intensive care, in: Scandinavian Journal of Caring Sciences, 24:139–146.

Wilson-Clay; B.; Hoover; K.L. (2017): The Breastfeeding Atlas. 6. Auflage, Lactnews Press, (BWCKH Joint Venture), Machaca.

Zhang, Y.P.; Zhang, L.L.; Wei, H.H.; Zhang, Y.; Zhang, C.L.; Porr, C. (2016): Post partum depresson and the psychosocial predictors in the first-time fathers from northwestern China, in: Midwifery, 35:47–52.